Andrea Christiansen

Heilen mit Mudras

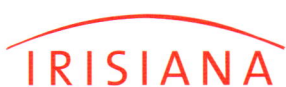

1. Auflage
© 2016 by Irisiana Verlag, einem Unternehmen der Verlagsgruppe Random House GmbH, Neumarkter Straße 28, 81673 München

Projektleitung: Sven Beier
Redaktion: Dr. Ulrike Kretschmer
Layout, DTP/Satz und Gesamt-producing: Dr. Alex Klubertanz
Reproduktion: Regg Media GmbH, München
Bildredaktion: Annette Mayer
Umschlaggestaltung: Geviert, Christian Otto unter Verwendung einer Fotografie von © shutterstock

Druck und Bindung: Těšínská tiskárna a.s., Cěský Těšín
Printed in the Czech Republic
ISBN: 978-3-424-15295-1

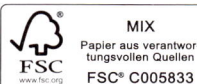

Verlagsgruppe Random House FSC® N001967

Bildnachweis
Fotos: F1 online: 76 (Cultura Images/suedhang); Fotolia: 39 (zest_marina), 42 (Maygutyak), 110 (weerapat1003); Getty Images: 92 (Danita Delimont); iStockphoto: 6 (tiburonstudios), 11 (hxdbzxy); Shutterstock: U1 (YuriyZhuravov), 22 (apiguide), 26 (wavebreakmedia) Illustrationen: Bettina Kammerer, München, mit Ausnahme von: Südwest Verlag: 20 (Roger Kausch und Bettina Kammerer), 89 (Ingrid Schobel) Schmuckelemente: Shutterstock/blue67design

Quellenvermerk: S. 81 Kim da Silva, Gesundheit in unseren Händen © 1991 Verlagsgruppe Droemer Knaur GmbH

Über die Autorin

Andrea Christiansen ist Heilpraktikerin in Hamburg. Seit 1997 arbeitet sie in eigener Praxis mit dem Schwerpunkt Psychosomatik. Sie gibt Kurse für Yoga-Pilates, EFT – Emotional Freedom Techniques und Reiki. Mudras ergänzen ihre Kurse und Behandlungen. Andrea Christiansen hat mehrere erfolgreiche Bücher zu Gesundheitsthemen und Lebensberatung veröffentlicht. Sie ist verheiratet und hat zwei Söhne. Mehr Informationen unter: www.andrea-christiansen.de.

Vorwort

Eine Mudra bezeichnet eine Geste der Hände, eine mystische Stellung oder eine Haltung, die im Yoga Siegel genannt wird. Sie kann auch als Symbol genutzt werden. In allen alten Kulturen spielte die Geste der Hände eine zentrale Rolle; so stellten in Ägypten einige Gebärden den Schlüssel zur Verbindung der Menschen mit den Göttern dar. Von Ägypten aus wurde das Wissen um die spirituellen Bedeutungen der Gesten mit den wandernden Menschen nach Indien weitergetragen. Als sich der Yoga entwickelte, ein ganzheitliches System für die Gesunderhaltung von Körper, Geist und Seele, wurden die Mudras in seinen verschiedenen Systemen integriert.

Im indischen Tempeltanz nahmen Mudras bald eine zentrale Stellung ein. Ausgrabungen in Mohenjo-Daro und Harappa beweisen, dass diese Tänze schon vor 5000 Jahren bestanden haben. Eine vielfältige und genau festgelegte Anzahl von Gebärden ermöglicht es dem indischen Tanz, seine Botschaft in kürzester Zeit zu vermitteln, viel kürzer als jedes Theaterstück es könnte. In Indien wuchs man mit dem Tanz auf und lernte von Kindesbeinen an, die Bewegungen und Gesten in ihrem religiösen Zusammenhang zu verstehen.

Im Hatha-Yoga bezeichnet das Wort »Mudra« nicht nur Handstellungen – auch Körperhaltungen können als Mudra bezeichnet werden. In der *Gheranda Samhita*, einer der wichtigsten traditionellen Schriften über den Hatha-Yoga, werden 25 Mudras beschrieben, die nicht nur eine positive Wirkung auf Körper und Geist ausüben, sondern im Praktizierenden auch spirituelle Kräfte wecken. In meinen Büchern *Mudras: Finger-Yoga – einfache Übungen mit großer Wirkung* und *Mudras: Yoga für die*

Hände – heilende Übungen für Körper und Seele, in dem die einzelnen Mudras auch auf 45 Karten beschrieben sind, stelle ich Ihnen eine Vielzahl von Mudras vor, die Sie kennenlernen können.

Energien aktivieren und die Selbstheilungskräfte anregen

In diesem Buch finden Sie Kombinationen von Mudras mit anderen Mudras, mit Yogaübungen und mit Meditationen, die die Wirkung der jeweiligen Mudra noch steigern und Ihre Selbstheilungskräfte verstärkt anregen. Sie finden darüber hinaus auch neue Mudras, die in meinen vorhergehenden Büchern nicht erwähnt wurden.

Meine eigene Arbeit mit Mudras in meiner Heilpraxis hat dazu geführt, dass ich einige Lieblingsmudras habe, mit denen ich besonders gern und erfolgreich arbeite. Eine dieser Mudras ist die Mukula-Mudra: Meiner Erfahrung nach ist dies die Mudra mit dem größten Potenzial zur Aktivierung und Übertragung von Energie. Aus der Arbeit mit ihr ist die »Herzbrücke« (siehe S. 111ff.) entstanden – das Herzstück meiner psychotherapeutischen Heilarbeit mit Mudras.

Wir beschäftigen uns in diesem Buch auch intensiv mit Gefühlen. Aus der Psychosomatik, ebenso wie aus der Biochemie und der Quantenphysik, sind inzwischen die Wirkungen von Gedanken auf Körperfunktionen bekannt und belegt. Mithilfe der Mudras können wir aktiv und selbstverantwortlich unsere Gefühle positiv verändern, mit den entsprechenden erfreulichen Auswirkungen auf unsere Gesundheit. Auf diesem Weg bleibt uns ein Ausflug in die Quantenphysik nicht erspart, um dieses Geschehen erklären zu können. Das macht aber nichts, denn Sie werden sehen, dass ihre Grundlagen leicht verständlich sind.

Neugierig geworden? Dann lassen Sie uns beginnen. Ich wünsche Ihnen viel Spaß beim Lesen und viel Erfolg beim Üben!

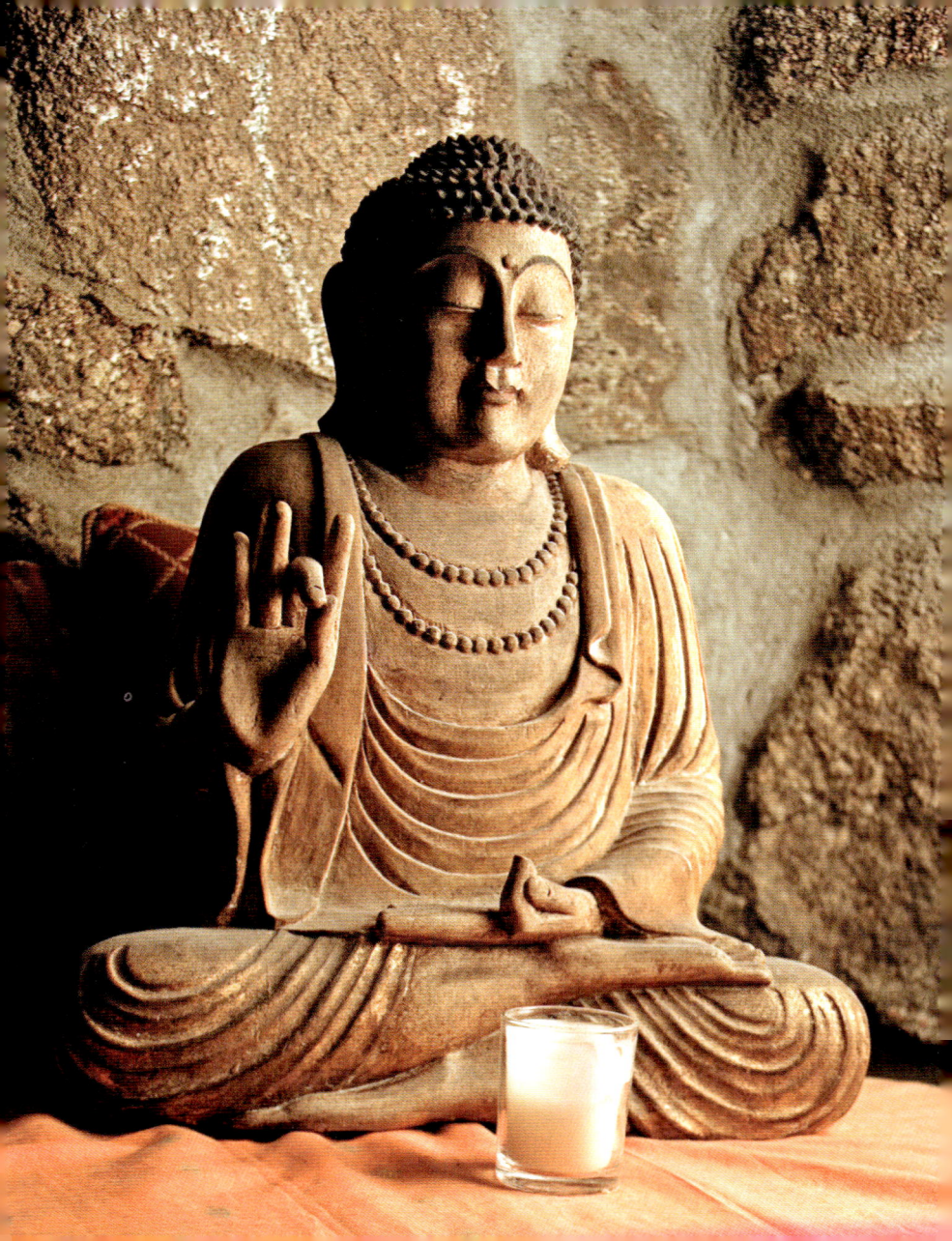

Warum Mudras wirken

Um zu verstehen, wie die Gesten und Fingerhaltungen ihre positive Wirkung auf Körper, Geist und Seele entfalten, werfen wir zunächst einen Blick auf die Entstehung und die ursprüngliche Anwendung der Mudras sowie auf die Wechselwirkung von Fingern und Energie.

Die Geschichte der Mudras – eine kurze Einführung

In früherer Zeit entstanden Behandlungsformen dadurch, dass man den Verlauf einer Krankheit über einen längeren Zeitraum beobachtete und dabei unterschiedliche Therapien anwendete. Man hatte nicht die Möglichkeit der heutigen wissenschaftlichen Analysen – und auch die bringen uns nicht unbedingt weiter, wie wir mittlerweile wissen. Inzwischen können wir zwar beispielsweise eine Pflanze genau analysieren, ihre Inhaltsstoffe extrahieren oder künstlich nachbauen und daraus Medikamente entwickeln, doch sind diese nicht immer so wirksam wie die Pflanze selbst.

Im Fall von Beta-Carotin und Vitamin E etwa hat sich in einer wissenschaftlichen Studie gezeigt, dass das künstlich hergestellte Vitamin E wirkungslos blieb, weil das Zusammenspiel mit Vitamin C nicht gegeben war, und dass synthetisches Beta-Carotin das gesundheitliche Risiko sogar noch erhöhte. Unser Körper ist sehr gut in der Lage, zwischen natürlichen und künstlichen Stoffen zu unterscheiden, und ein ausgetauschter Baustein reicht oft schon, um die Wirkung zu verändern.

Rückbesinnung auf natürliche Heilmethoden

So kommt es, dass wir uns immer mehr auf natürliche Heilmethoden rückbesinnen, auch beispielsweise auf altes Heilwissen aus dem asiatischen Kulturkreis. Dort herrscht das Bewusstsein vor, dass etwas, das heilen soll, Lebensenergie enthalten muss. Die Chinesen nennen dies Chi, in Indien spricht man von Prana. Wir sprechen von Biophotonen, den »Trägern« der Lebensenergie in Nahrungsmitteln und Arzneistoffen.

Die frühen indischen Wissenschaftler, die den Ayurveda entwickelten, ließen nicht nur ihre Kenntnisse der stofflichen Behandlung mit Pflanzen und Früchten in ihre Entscheidungen einfließen; auch ihre Beobachtungen zu Verhaltensweisen, Charaktereigenschaften und äußerlichen Einflüssen auf die Psyche bildeten eine maßgebliche Basis bei der Auswahl der Behandlungsmethoden. Diese alten Heiler galten als heilige Menschen. Das Volk glaubte, die Götter brächten durch diese Menschen ihre Weisheiten in die Welt. Unzählige kunstvolle Schriften entstanden, unter ihnen die 108 Upanischaden – Abhandlungen über das göttliche Wissen –, die Schriften über den Prakruti-Yoga – das Wissen von der Natur – und den Tattva-Yoga – das Wissen über die Elemente – sowie Bücher über die unterschiedlichen Zweige des Ayurveda. Einige dieser Schriften sind klar und einfach zu verstehen, andere so hoch kompliziert, dass es uns kaum möglich ist, sie genau zu ergründen. Im Laufe der Jahrhunderte ist auch viel praktisches Wissen wieder verloren gegangen. Das Wissen eines Volkes ändert sich permanent abhängig davon, ob es sich gerade als Hochkultur voll entfalten kann oder beispielsweise durch Klimaveränderungen, Hungersnöte oder Kriege in seiner Entwicklung wieder zurückgefallen ist. All dies geschieht mit allen Kulturen immer wieder. Auch unsere jetzige westliche Welt, eine Kultur auf der Höhe ihrer Entwicklung, ist davor nicht sicher.

Uralte Ursprünge, überall auf der Welt

Mudras kennt man aus vielen verschiedenen Völkern überall auf der Welt seit mehr als 5000 Jahren. Wenn wir die rituellen Körperhaltungen alter Schamanen mit dazurechnen, werden Hand- und Körperstellungen zu heilenden Zwecken und zur Harmonisierung von Körper, Geist und Seele schon seit über 10 000 Jahren eingesetzt. Da ich in meiner Praxis u. a. auch mit diesen alten schamanischen Haltungen arbeite, ist mir sehr bewusst geworden, wie stark allein eine veränderte Handhaltung einen Unterschied macht, auf welche Art und Weise die Energie fließt, mit der ich arbeiten möchte.

Es ist nicht bekannt, wo genau Mudras entstanden sind. Sie sind weltweit zu finden. In unser Bewusstsein getreten sind sie überwiegend durch ihre Anwendung im Yoga. Doch auch in Europa gab und gibt es zahlreiche Mudras. Die Christianisierung hat in Europa jedoch dazu geführt, dass viele Gesten und Rituale verboten wurden. Das Christentum wollte damit seine männlich-dominanten Machtansprüche festigen, es war jedoch geschickt genug, historische Rituale der Völker zu übernehmen, um sich auf diese Weise mehr Akzeptanz zu verschaffen. So kennen wir die Atmanjali-Mudra als eine Gebetshaltung, die auch vor der Christianisierung bereits in Gebrauch war. Das Heben beider Arme mit nach oben gestreckten Händen zur Anrufung der göttlichen Kräfte und zum Empfangen der göttlichen Heilung gab es ebenfalls schon in vorchristlicher Zeit. Sie finden diese Haltung in vielen christlichen Ritualen, die von Priestern durchgeführt werden, wieder.

Im indischen Tanz sind es besonders die Hände, die die Geschichten erzählen. Ohne die Bewegung der Hände, ohne die Symbolkraft der einzelnen Handhaltungen blieben alle körperlichen Bewegungen des Tanzes nur eine oberflächliche Ausdrucksform. Die Tiefe der göttlichen

Botschaft wird durch die Hände vermittelt. Während die hohe Kunst des Gebärdentanzes in den Ländern des Abendlandes in Vergessenheit geriet, ist sie in Indien noch sehr lebendig und wird dort in speziellen Schulen weiter gepflegt.

Die Hände – eines unserer wichtigsten Ausdrucksmittel

Ähnlich wie der indische Tanz durch die Symbolkraft der Mudras erst seine besondere Bedeutung erhält, erfahren wir auch unsere Umwelt anders, je nachdem, welche Sinne wir einsetzen. Wenn wir die Augen geschlossen haben, teilt sich unsere Welt durch Töne mit. Öffnen wir die Augen, erweitern wir unsere Erfahrung durch die Bilder, die wir sehen. Unsere Fähigkeit des perspektivischen Sehens lässt uns dabei auch die Größe und die Entfernung des Wahrgenommenen einschätzen. Doch noch immer fehlt uns der tiefere Eindruck, noch immer ist alle Erfahrung weit von uns entfernt. Erst wenn wir unsere Hände einsetzen können, etwas fühlen und betasten, erst dann stellen wir wirklich Kontakt zu unserer Umwelt her. Dieser wird dann nur noch von der Erfahrung durch den Geruch und den Geschmack übertroffen. Wenn uns die Möglichkeit, unsere Hände einzusetzen, genommen wird, verlieren wir einen großen Teil unserer Ausdruckskraft. In vielen Sprachen, besonders im südlichen Europa und in den arabischen Ländern, ist es von besonderer Bedeutung, das gesprochene Wort durch eine Geste mit der Hand zu unterstreichen oder abzumildern.

Der amerikanische Forscher Roger Fouts trainierte der Schimpansin Washoe, die 1965 in Afrika geboren war, insgesamt 250 Zeichen der amerikanischen Gebärdensprache, ASL, an. Sein Ziel war es, auf dieser Basis eine Kommunikation zwischen Mensch und Tier aufzubauen. Auch mit anderen Tieren, überwiegend Menschenaffen, wurden derartige Versuche durchgeführt. Einige dieser Tiere sollen einen Wortschatz von mehr als 1000 Wörtern erworben haben.

Aus Untersuchungen von Originalgebärden der Menschenaffen schlossen Forscher, dass auch der Mensch als erste Kommunikationsform eine Gebärdensprache verwendete. Sie gehen davon aus, dass die Zeichensprache die ursprünglichste Form der menschlichen Kommunikation war. In Schweden wurde die dortige Schwedische Gebärdensprache bereits 1981 als Minderheitensprache anerkannt.

Als die Chinesen in Tibet einmarschierten, gerieten viele Mönche in Gefangenschaft. Ein wichtiger Weg, um miteinander zu kommunizieren, ohne aufzufallen, bestand in der Anwendung von Mudras. Bestimmten Gesten wurden Bedeutungen verliehen, die über die ursprüngliche religiöse Bedeutung hinausgingen und eine ergänzende weltliche Botschaft beinhalteten. Auf diese Weise konnten geheime Absprachen getroffen werden, die im besten Fall auch Menschenleben retteten.

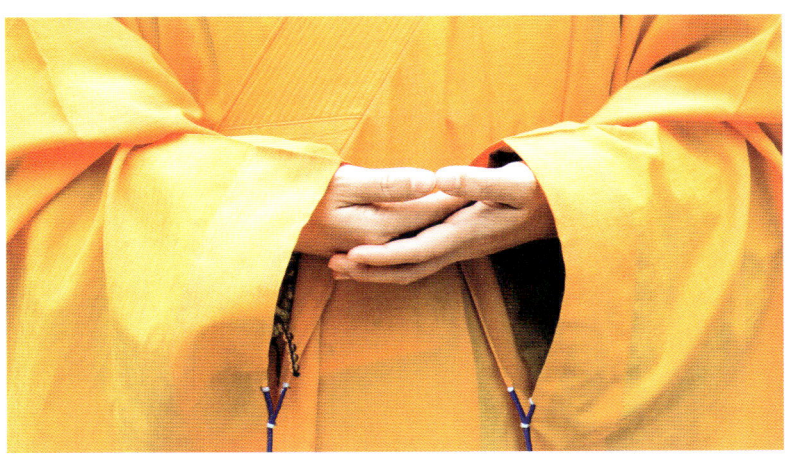

Mudras – feinstoffliches Kommunikationsmittel

Wir benutzen also unsere Hände, um uns untereinander zu verständigen. Die Anwendung der Mudras geht jedoch darüber hinaus. Mudras unterstützen uns in der Kommunikation mit der geistigen Welt, der Welt des Unsichtbaren. Wenn ein Schamane in eine Trance geht, um zu reisen, richtet er seinen Fokus auf die Hände, um innerhalb der Trance zu navigieren. So kann er sich in der geistigen Welt orientieren und bewegen. Mudras unterstützen uns darin, mit unserem eigenen Energiefeld zu kommunizieren. Wir verbinden uns durch eine Mudra mit den feinstofflichen Kräften, die sich in uns und um uns herum befinden. Mithilfe der Mudras können wir diese feinstofflichen Kräfte aktivieren und leiten, zum Wohle unserer Gesundheit.

Wechselspiel von Fingern und Energie

Ich bin kein Freund des dogmatischen Schwarz-Weiß-Denkens. Nichts ist nur gut oder nur schlecht, nur richtig oder nur falsch. So ist es auch mit den Fingern und ihren Zuordnungen. Es gibt verschiedene Wege, die Wirksamkeit der Mudras zu erklären, etwa über die Zuordnung der Finger zu den Planeten, den Meridianen, den Elementen oder den Reflexzonen. Ich möchte Ihnen dazu hier nur einen ganz kleinen Überblick geben. Vielleicht kennen Sie aus Ihrem eigenen Arbeitsbereich oder Ihrem eigenen Erfahrungsschatz noch weitere Zuordnungen der einzelnen Finger. Es mag sein, dass Sie selbst auch schon festgestellt haben, wie sich die Wirkung bei dem einen Menschen durch die Aktivierung des angesprochenen Meridians erklären lässt und dass bei einem anderen Menschen wiederum eine Besserung der Beschwerden eingetreten ist, weil eine bestimmte Charaktereigenschaft gestärkt wurde. Dies wäre dann mit einer Planetenzuordnung aus der Astrologie oder der Chirologie, der Handlesekunst, erklärbar.

Zuordnung zu den Planeten

Die Finger bieten uns eine Fülle von Informationen. So wie die Bäume mit ihren Wurzeln fest mit der Erde verwachsen sind, können wir uns vorstellen, dass die Finger die sichtbaren Bäume unserer Hände sind und Linien in unseren Händen ihre Wurzeln. Jeder Baum weist unterschiedliche Merkmale auf, und so zeigt jeder Finger verschiedene Eigenschaften und Fähigkeiten an. Sie sind wie Antennen, die Energie aufnehmen, die wir zur Handfläche weiterleiten, genau wie ein Baum die Sonnenstrahlen aufnimmt, deren Energie bis in die Wurzeln hinein fließt.

Jeder Finger ist einem Planeten zugeordnet und hat seine eigenen, besonderen Eigenschaften (siehe dazu auch Abb. S. 14).

- Der Zeigefinger, Jupiter, ist der Finger der Macht und Autorität.
- Der Mittelfinger, Saturn, ist der Finger der Ausgewogenheit und des Selbstwerts.
- Der Ringfinger, Apollo, ist der Finger der Kreativität und Liebe.
- Der kleine Finger, Merkur, ist der Finger der Kommunikation.
- Der Daumen erzählt uns, wie eine Person mit ihrem Umfeld agiert. An ihm zeigt sich, über welche Willenskraft, Selbstbestimmtheit und Einstellung zu seiner Umwelt ein Mensch verfügt. Er lässt uns wissen, wie eine Person ihre Ziele verfolgt und ihr Umfeld gestaltet und kontrolliert.

Die Handfläche selbst ist in Berge und Ebenen eingeteilt. Am Fuße eines jeden Fingers befindet sich der ihm zugeordnete Planetenberg, am Fuße des kleinen Fingers z. B., der Merkur zugeordnet ist, entsprechend der Merkurberg; und in der Mitte der Handfläche finden wir die Marsebene.

Die Planeten wiederum werden mit Charaktereigenschaften gleichgesetzt. So gehört zum Mars eine ausgeprägte Wahrnehmung des Egos und der Willenskraft. Jupiter repräsentiert das Selbstwertgefühl und unseren Verstand. Dem Saturn wird Verantwortungsbewusstsein zugeordnet, und Apollo zeigt uns unsere Fähigkeiten in Beziehungen zu anderen. Merkur schließlich wird mit Kommunikation und Kreativität assoziiert.

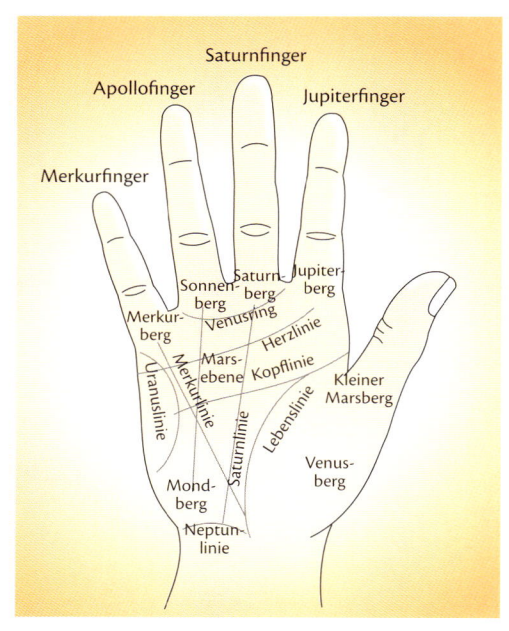

Mars-Saturn-Mudra – bei Unsicherheit

Die folgende Mudra (siehe Abb. S. 15) hilft Ihnen bei Unsicherheiten im Alltag oder in besonderen Situationen.

Drücken Sie das obere Fingerglied des rechten Mittelfingers mit sanfter Kraft in die Marsebene in der Mitte Ihrer linken Handfläche. Der geschwächte Saturnfinger – das geschwächte Selbstwertgefühl – wird nun durch die Kraft des Kriegers in der Marsebene gestärkt. Halten Sie diese Geste für mindestens 5 Minuten, während Sie dabei tief in den Bauch einatmen und betont durch den Mund ausatmen. Sie werden sehr

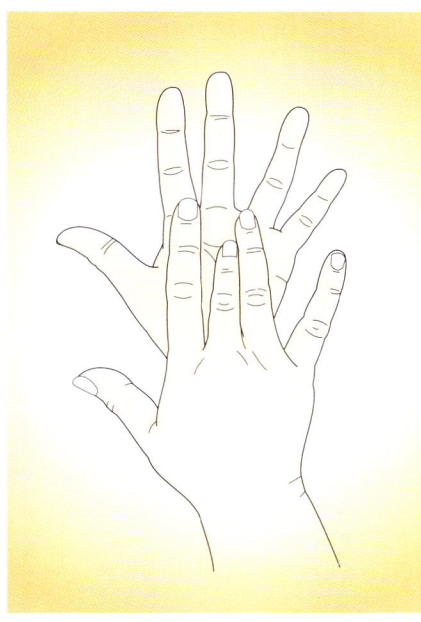

schnell feststellen, dass Ihre Unsicherheit verschwindet.

Zuordnung zu den verschiedenen Meridianen

Meridiane sind Ihnen sicherlich als Energielinien aus der Traditionellen Chinesischen Medizin bekannt. Sie durchlaufen den ganzen Körper. Dabei finden einige von ihnen ihren Anfang oder ihr Ende in den Fingerspitzen. Sie beginnen oder enden überwiegend am unteren Rand des Nagelfalz an der dem Körper zugewandten Seite, wenn Sie von oben auf den Handrücken schauen. Nur beim Ringfinger beginnt der Dreifache Erwärmer am linken Nagelfalzrand, und beim kleinen Finger befindet sich an dieser Stelle zusätzlich der Anfangspunkt des Dünndarmmeridians.

Der Dickdarmmeridian beginnt im Zeigefinger, der Lungenmeridian im Daumen. Der Perikardmeridian endet im Mittelfinger und der Herzmeridian im kleinen Finger (siehe dazu auch Abb. S. 16).

Zuordnung zu den Elementen

In der chinesischen Meridianlehre finden wir im Gegensatz zum Ayurveda nur die Elemente Feuer und Metall den jeweiligen Fingern zugeordnet. Dies liegt daran, dass sich die chinesische Medizin hier an den Meridianen orientiert, die in den jeweiligen Fingern verlaufen. Sie finden folgende Einteilung:

- Daumen – Lungenmeridian – Metall
- Zeigefinger – Dickdarmmeridian – Metall
- Mittelfinger – Perikardmeridian – Feuer
- Ringfinger – Dreifacher-Erwärmer-Meridian – Feuer
- Kleiner Finger – Dünndarmmeridian – Feuer

Die fehlenden Elemente Luft, Himmel/Feinstofflichkeit und Erde würden wir bei dieser Sichtweise in den Füßen lokalisieren. Im Ayurveda finden Sie hingegen die folgende Zuordnung:

- Kleiner Finger – Wasser
- Ringfinger – Erde

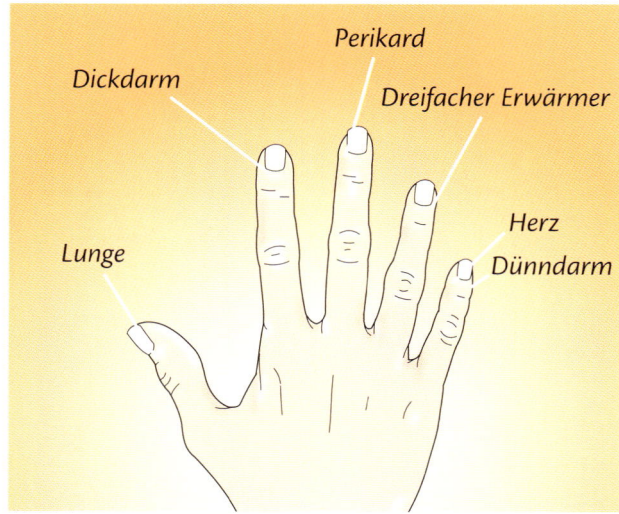

- ∽ Mittelfinger – Himmel/Feinstofflichkeit
- ∽ Zeigefinger – Luft
- ∽ Daumen – Feuer

Wenn Sie nun die Charakterzüge von Seite 14 mit den Elementen in Verbindung setzen, werden Sie sicherlich eine logische Verknüpfung erkennen: Die beweglichen Qualitäten des Wassers im kleinen Finger passen zur Kommunikation. Die Bodenständigkeit von Beziehungen wurzeln in der Erde (Ringfinger), das Verantwortungsbewusstsein benötigt die Fähigkeit zu Erkenntnissen und Weisheit aus dem Element Feinstofflichkeit im Mittelfinger, die Fähigkeit, sich selbst zu behaupten, ist entweder stark wie ein Sturm oder schwach wie ein laues Lüftchen und zeigt sich im Zeigefinger und die Ich-Wahrnehmung sowie die Willenskraft brauchen das Feuer des Lebens (kräftiger oder schwacher Daumen).

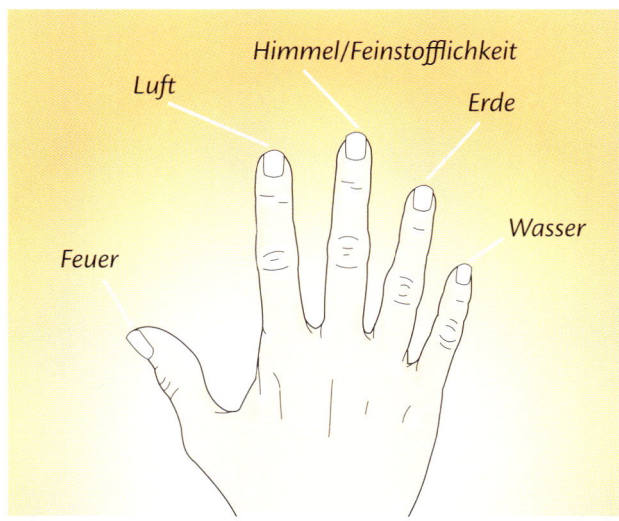

Aktivieren der Fingerenergie

Auch die einzelnen Fingerglieder besitzen ihre besonderen Eigenschaften innerhalb ihrer jeweiligen Bedeutungsareale. So können wir beispielsweise mit der Berührung des unteren Fingergliedes die Kraft aktivieren, die wir für ein tatkräftiges Umsetzen unserer Ideen und für das klare Erkennen von Problemen und Sachverhalten benötigen. Die Berührung des mittleren Fingergliedes ermöglicht es uns, innere Blockierungen in unser Bewusstsein zu holen. Das obere Fingerglied steht für unsere Empfindsamkeit und Intuition. Hier können innere Sicherheit und tiefes Verstehen gefördert werden.

Wenn Sie sich beispielsweise im Beruf schlecht behaupten können und psychisch unsicher fühlen, umfassen Sie einfach regelmäßig das obere Daumenglied. Atmen Sie tief und gleichmäßig und lassen Sie Gefühle von Sicherheit und Friedfertigkeit in sich aufsteigen.

Wenn Sie sich körperlich nicht durchsetzen können und eher ängstlich auf die Größe und die Kraft anderer Menschen reagieren, umfassen Sie den Daumen im unteren Glied und drücken dabei sanft, aber deutlich. Das untere Daumenglied befindet sich schon im Bereich der Hand und ist Teil des Ballens.

Wenn Ihnen der Bodenkontakt und die tiefe innere Sicherheit abhandengekommen sind, umschließen Sie den Ringfinger mit den Fingern der anderen Hand. Es spielt keine Rolle, ob rechts oder links, wechseln Sie aber ruhig einmal die Seiten. Auf diese Weise können Sie erste Erfahrungen mit Handgesten machen. Oder ist Ihnen aufgefallen, dass Sie diese unbewusst schon immer ausgeführt haben? Auch Kinder halten sich ihre Finger je nach Stimmungslage. Sie reiben, kneten und halten ihre Fingerchen, ohne dies von den Eltern gelernt zu haben. Hier ist das unbewusste Wissen am Werk, das jedem von uns eigen ist.

Unterschiedliche Sichtweisen

Obwohl die chinesische Elemente-Lehre im Laufe der Jahrtausende aus dem Ayurveda hervorgegangen sein soll, haben sich unterschiedliche Sichtweisen entwickelt. Dies führt bei den Lesern gelegentlich zu Verwirrung: Was ist denn nun richtig?

Die Antwort lautet: beides. Es ist eine Frage des Standpunktes: Will ich den Menschen nach chinesischen oder nach ayurvedischen Erkenntnissen betrachten? Mit welchen Methoden will ich arbeiten? Für den Umgang mit Mudras ist diese Einteilung immer dann wichtig, wenn wir sie zur Unterstützung der benötigten Qualitäten einsetzen wollen. Ist ein Mensch von schwerer Statur, langsam im Handeln und leidet er unter Verstopfung, oder ist es ein dünner, sehr unruhiger Mensch mit nervösen Störungen? Dann ziehe ich die ayurvedische Sichtweise der sogenannten Doshas – sie verleihen dem Menschen seine individuelle Konstitution – heran und prüfe, mit welcher Mudra ich diesen Zustand lindern oder verändern kann. Nutze ich eine Mudra zur Unterstützung bei einer Arbeit mit den Meridianen, beispielsweise wenn dort ein Energiestau vorliegt, orientiere ich mich an der chinesischen Lehre. Also, keine Sorge, Sie können hier nichts falsch machen. Wenn eine Mudra Ihnen nicht hilft, benötigen Sie eine andere.

Zuordnung zu den Reflexzonen der Finger

Auch die Reflexzonenmassage der Hände wird Ihnen bekannt sein. Bei dieser Betrachtungsweise gehen wir davon aus, dass sich der Körper des Menschen in den Händen abbildet (siehe Abb. S. 20). Die Stimulierung dieser Zonen durch Drücken, Reiben und Massieren hat einen gesundheitsfördernden Einfluss und kann bei Beschwerden sehr schnell Erleichterung bringen. Es gibt also viele verschiedene Möglichkeiten, sich

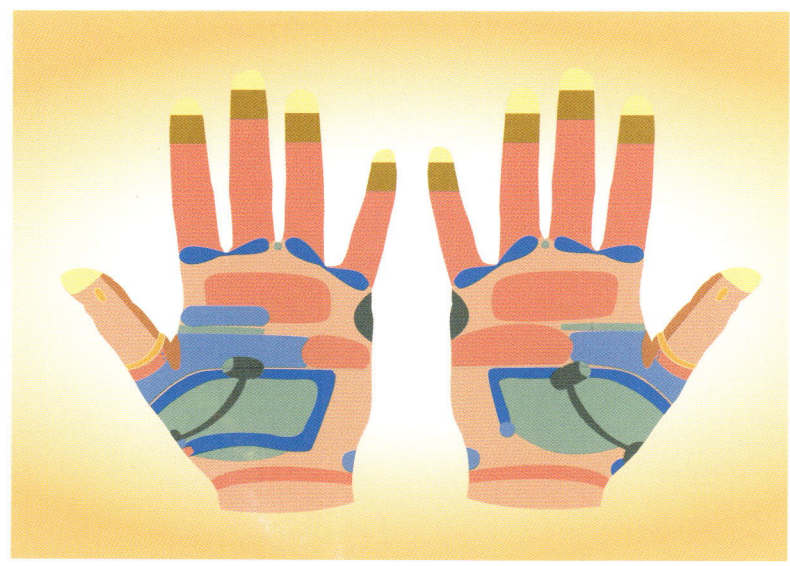

die Wirkung der Mudras zu erklären. Wir können es aber auch einfach einmal sein lassen und als gegeben hinnehmen, dass wir durch die Ausübung von Handgesten etwas Gutes für uns tun können. Es ist gar nicht wichtig, immer alles zu hinterfragen, zu untersuchen und zu analysieren. Wahr ist immer das, was sich in Ihrer eigenen Welt als wahr herausstellt. Wenn Sie also schon positive Erfahrungen mit Mudras gemacht haben, ist es für Sie leicht, ihre Wirkung als wahr anzunehmen. Wenn Sie noch keine Erfahrung mit Mudras gemacht haben, gehen Sie doch ganz offen und ohne Erwartungen an die Sache heran. Sie werden überrascht sein, welch vielfältige Erfahrungen Sie machen können, wenn Sie sich nicht durch Erwartungen einschränken. Ich erlebe dies auch immer wieder in meiner Praxis, wenn ich mit Techniken arbeite, die es dem Patienten unmöglich machen, sich durch Vorannahmen zu blockieren. Die Bandbreite neuer Erfahrungen erhöht sich dadurch deutlich.

Klatschübung für neue Frische

Um sich von Erwartungen und Vorannahmen zu befreien, hilft Ihnen folgende kleine Übung, zu neuer Frische und Offenheit zu gelangen. Sie verleiht Ihnen auch in der Mittagspause, nach der ersten Hälfte Ihres Arbeitstages, neuen Schwung, damit Sie am Nachmittag konzentriert weiterarbeiten können. Klatschen Sie 2-mal schnell in die Hände und anschließend 2-mal schnell die Handkanten aneinander. Dann klatschen Sie 2-mal die Daumenkanten und abschließend 2-mal die Handrücken gegeneinander. Beginnen Sie danach ohne Pause wieder von vorn und wiederholen Sie die Übung 10-mal.

Sie werden merken, die kleine Übung erfordert Ihre ganze Aufmerksamkeit. Beobachten Sie nun Ihren Atem dabei. Halten Sie etwa die Luft an, wenn Sie sich konzentrieren müssen? Dann ist dies wahrscheinlich auch während Ihrer Arbeit so. Sie fühlen sich am Ende eines Tages sicherlich müde und erschöpft. Bei der nächsten kurzen Runde versuchen Sie, gleichmäßig und tief zu atmen, während Sie die Hände aneinanderklatschen. Atmen Sie bei den ersten 4 Klatschern, also bei Handflächen und Handkanten, ein und bei den nächsten 4 Klatschern aus. Kommen Sie in einen ruhigen Rhythmus. Sie werden zunächst vielleicht etwas durcheinandergeraten – das ist ganz normal. Ihr Gehirn muss die Spuren erst neu anlegen, denn bei dieser Übung entstehen neue Verbindungen zwischen rechter und linker Gehirnhälfte. Daher ist sie auch gut für Schulkinder geeignet, die sich schlecht konzentrieren können. Wiederholen Sie die Übung während der ganzen Woche, am besten gleich nach dem Mittagessen. Beobachten Sie, was sich dadurch für Sie verändert.

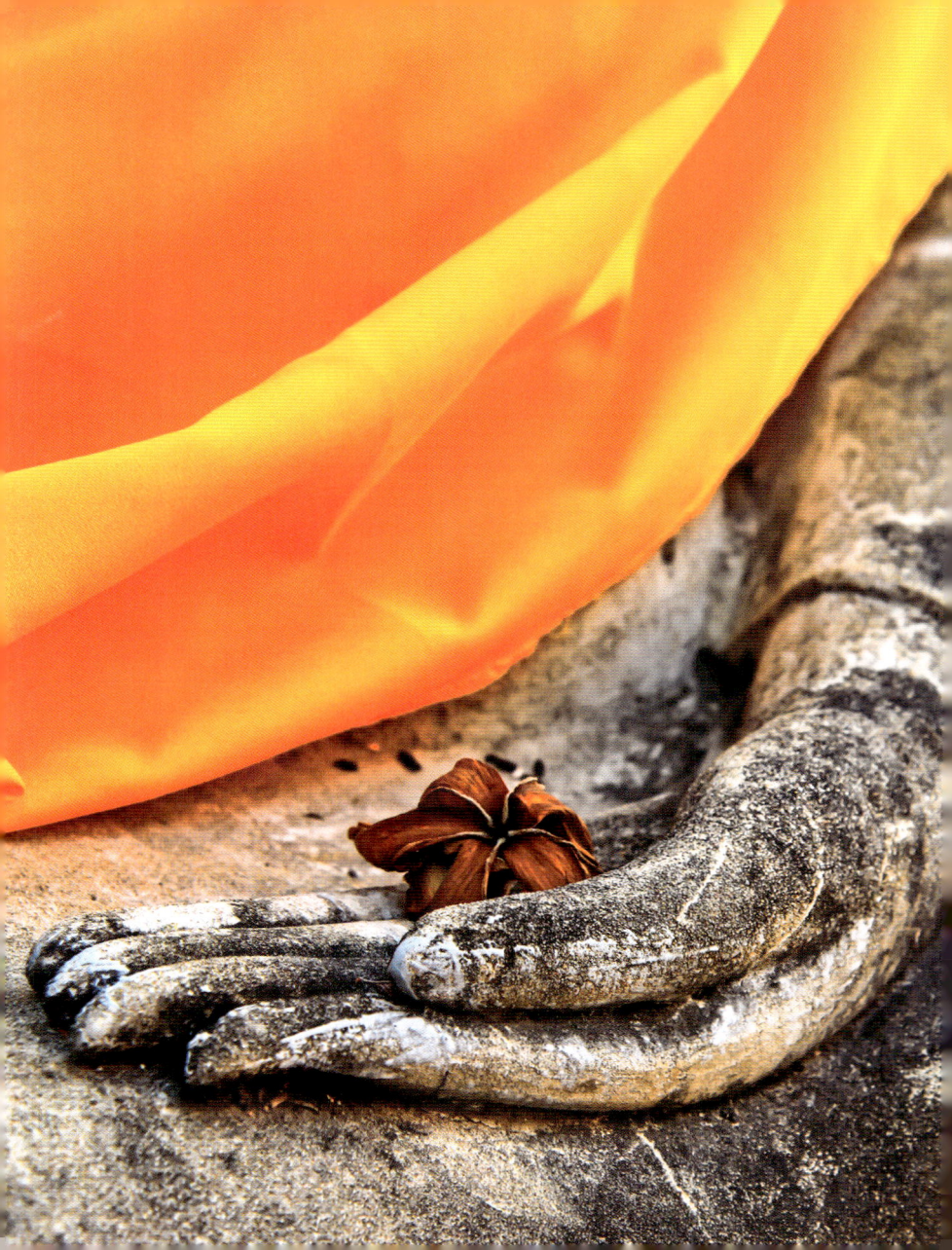

Mudras – die Anwendung

Wie bereits erwähnt, können Sie bei der Anwendung der Handgesten und Fingerhaltungen nichts falsch machen. Im Folgenden erhalten Sie dennoch einige Tipps zur »richtigen« Anwendung der Mudras – Hinweise, die Ihnen das Üben der Haltungen erleichtern, damit Sie mit Freude bei der Sache bleiben.

Mudras halten – aber richtig

Mudras sind in der Regel einfach zu halten. Lesen Sie sich die Beschreibung der von Ihnen ausgewählten Mudra genau durch und folgen Sie der Schritt-für-Schritt-Anleitung. Das zugehörige Bild zeigt Ihnen, wie die Handhaltung aussehen soll.

Wenn es nicht anders angegeben ist, legen Sie die Finger sanft aneinander. Es ist nicht notwendig, Druck auszuüben. Achten Sie darauf, dass Ihr Körper entspannt ist. Wandern Sie mit Ihrer Aufmerksamkeit für einen Moment in genau die Bereiche, von denen Sie wissen, dass Sie sich dort schnell anspannen. In der Regel sind dies die folgenden:

- Schultern
- Kiefer
- Bauch
- Po (Pobacken und Schließmuskel)

Atmen Sie einmal ganz tief ein und langsam und bewusst wieder aus. Überall dort, wo Sie eine Anspannung spüren, lassen Sie bewusst Entspannung in die Muskeln fließen. Erinnern Sie sich, wie sich diese verspannten Bereiche früher einmal, in einer entspannten Zeit, angefühlt haben. In einem entspannten Körper fließen die Energien gleichmäßiger und die Mudras können schneller wirken.

Passende Übungsbegleiter

Während Sie eine Mudra halten, wirkt es sich positiv auf Körper und Geist aus, wenn Sie anstatt einen Fernsehkrimi anzusehen für eine Weile die Augen schließen und positive innere Bilder in sich aufsteigen lassen. Gehen Sie doch im Geiste an Ihren Lieblingsurlaubsort oder stellen Sie sich eine Landschaft vor, die in Ihnen Entspannung und Wohlgefühl hervorruft. Dies kann das Meer sein, eine weite Wiesen- und Auenlandschaft, eine sonnendurchflutete Lichtung in einem Wald oder der klare Blick in den Höhen der Berge.

Gönnen Sie sich eine Zeit der Ruhe und Entspannung. Ich bin sicher, Sie haben es sich verdient. Wenn Sie genau wissen wollen, wie lange Sie diese Mudra halten, können Sie natürlich auch ab und zu auf Ihre Uhr sehen. Es tut aber auch gut, die Uhr Uhr sein zu lassen und die Mudra so lange zu halten, wie es sich für Sie angenehm anfühlt.

Wenn Sie Ihre Übung beendet haben, dehnen und strecken Sie sich kräftig durch und bringen Sie Ihren Kreislauf wieder in Schwung. Ballen Sie Ihre Hände einmal kräftig zu Fäusten, strecken Sie Ihre Finger dann unter Anspannung lang aus. Schütteln Sie anschließend die Hände locker aus den Handgelenken. Lassen Sie die Ruhe und das Wohlgefühl noch in sich nachklingen. Auf diese Weise tragen Sie die Wirkung der Mudra in Ihren Alltag hinein.

Dem Körper tut es gut, wenn Sie nach einer Mudraübung einen Tee oder ein Glas warmes Wasser trinken – bitte ohne Kohlensäure, denn Kohlensäure ist schädlich für die Magenwände. Atmen Sie noch einmal tief ein und aus, bevor Sie mit Ihren Alltagsangelegenheiten fortfahren.

Achten Sie darauf, immer ganz bewusst bei einer Sache zu sein. Auf diese Weise bekommen Sie viel mehr geschafft, als wenn Sie sich im viel gerühmten Multitasking auszeichnen. Sehr interessante Untersuchungen belegen, dass Menschen, die ihre Aufmerksamkeit ständig zwischen verschiedenen Aufgabenstellungen aufteilen müssen, sehr viel weniger geschafft bekommen, als wenn sie diese Aufgaben einzeln, vollständig und nacheinander abarbeiten können. Darüber hinaus fühlen sie sich im Multitasking deutlich gestresster.

Mudras in der Natur üben

Die meisten Menschen halten sich den größten Teil ihres Tages in einem Gebäude auf. Dadurch sind sie abgeschirmt von lebensnotwendigen Energien aus unserem natürlichen Umfeld. Nicht erst seit der Entdeckung der Quantentheorie wissen wir, dass auch alles, was uns fest erscheint, aus Schwingungen besteht. Subatomare Teilchen, die ständig in Bewegung sind, tauschen sich mit den Teilchen aus der Umgebung aus. Auf diese Weise nimmt unser Körper auch neue Energie auf. Deswegen wirkt ein Aufenthalt in der Natur auf uns so erholsam.

Üben Sie also Ihre Mudras so oft es geht in der freien Natur. Die Wirkung wird sich dadurch erheblich verstärken. Wenn möglich ziehen Sie Ihre Schuhe aus und stellen Sie Ihre Füße barfuß auf den Boden. Auch unser Schuhwerk aus modernen Kunststoffmaterialien verhindert den Austausch von Energien über die Fußsohlen. Die Fußsohle ist dicht mit ungefähr 200 Nervenenden pro Quadratzentimeter durchzogen; sie dienen nicht nur dazu, die Struktur des Bodens zu erkennen und dem Körper so eine aufrechte Haltung in einem gesunden Gleichgewicht zu ermöglichen – eine weitere Aufgabe besteht darin, Energie mit dem Erdboden auszutauschen. Probieren Sie es aus. Sie werden schnell merken, wie wohltuend es ist.

Zur richtigen Zeit am richtigen Ort

Wenn Sie noch nie mit Mudras gearbeitet haben, ist es hilfreich, sich einige feste Termine in den Kalender einzutragen, damit Sie Routine entwickeln. Die Routine führt dazu, dass Ihr Körper, Ihr Bewusstsein und Ihr Unterbewusstsein den Ablauf der Haltung automatisieren. Durch diese Automatisierung stellt sich Ihr Körper von selbst auf Entspannung ein – er lernt, dass das Halten einer Mudra Entspannung bedeutet. Auf diese Weise wirken die Mudras deutlich schneller und intensiver, als wenn Sie sie zu ständig wechselnden Zeiten ausüben. Haben sich Ihr Körper und Ihr Energiesystem erst einmal an diesen Ablauf gewöhnt, stellt sich die

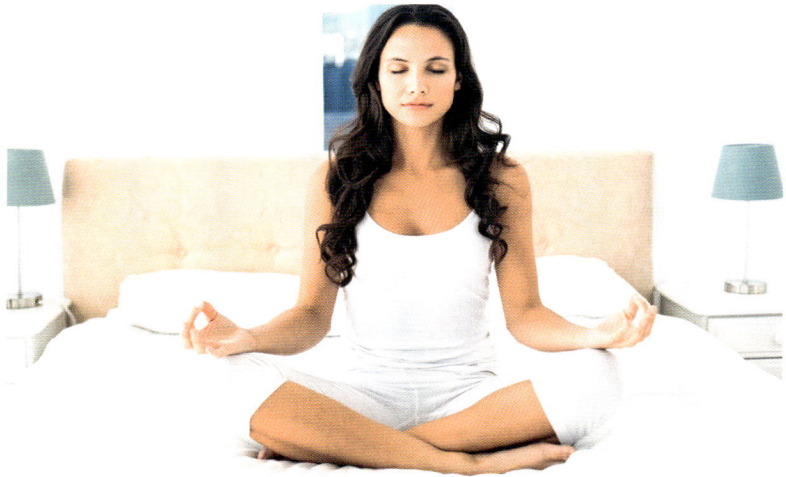

Wirkung der Mudra auch zu anderen Zeiten schnell ein. Es ist dann so, als würden Sie einen Lichtschalter betätigen. Überlegen Sie sich, zu welcher Zeit in Ihrem Tagesablauf Sie sich eine Viertelstunde ganz für sich allein einräumen können. Das könnte z. B. gleich morgens vor dem Frühstück sein: So starten Sie mit einer Mudra-Morgenmeditation kraftvoll in den Tag. Auch in der Mittagspause lässt sich Zeit für eine Mudra einplanen, es sei denn, Ihre Mittagspause ist sehr streng reglementiert. Es ist wichtig, dass Sie wirklich Zeit haben und sich nicht selbst unter Druck setzen. Am Nachmittag oder am Abend kurz vor dem Schlafengehen lassen sich Mudras ebenfalls hervorragend üben. Achten Sie jedoch vor dem Schlafengehen darauf, eine Mudra zu wählen, die das Einschlafen unterstützt (siehe S. 78ff.). Sonst könnte es eine lange und muntere Nacht werden!

Wie lange es dauert, bis Mudras wirken

Erwarten Sie bitte nicht, dass die Wirkung der Mudra sofort einsetzt. Das ist zwar möglich und kommt auch wirklich oft vor, es ist aber nicht immer der Fall. Ist ein Energiesystem mit vielen Blockierungen gefüllt, kann es auch einige Wochen dauern, bis durch regelmäßiges Üben einer Mudra die Energien wieder in Fluss kommen und die Wirkung spürbar einsetzt. Verlieren Sie bitte nicht die Geduld.

Eine Blockade ist nicht unbedingt etwas Schlimmes. Ihr Körper hat diesen Weg gewählt, um Sie vor einem Umstand zu schützen, der belastend gewesen ist. Er kannte zu diesem Zeitpunkt keine andere Lösung. Nun bieten Sie ihm durch das Üben der Mudra und im besten Fall auch durch eine Umstellung Ihrer Lebensumstände und Verhaltensweisen andere Lösungsmöglichkeiten. Da braucht es schon einmal eine Zeit, das alte Muster aufzulösen und neuen Mut zu schöpfen.

Hilfreiche Hinweise zum Üben

Meine Erfahrung aus der Praxis zeigt, dass Mudras bei jedem Menschen sehr unterschiedlich wirken. Darum möchte ich Ihnen einige Leitlinien an die Hand geben.

- Üben Sie die Mudra am Anfang für 5 bis 10 Minuten.
- Sollten Sie sich unwohl fühlen, beenden Sie die Übung.
- Halten Sie eine Mudra bei akuten Schmerzen immer so lange, bis die Schmerzen nachlassen.
- Bei chronischen Erkrankungen oder zur Unterstützung seelischer Prozesse (Psychosomatik) üben Sie die Mudra oder eine Mudrakombination 3-mal täglich, am besten für jeweils 10 Minuten. Es kann einige Wochen dauern, bis die Wirkung einsetzt.
- Entwickeln Sie eine Mudraroutine, wie beim Zähneputzen.
- Halten Sie spontan eine Ihnen bekannte Mudra oder einen Ihrer Finger ganz intuitiv, wenn Ihnen zwischendurch danach ist.
- Um ein Zeitgefühl zu entwickeln, kann eine Sanduhr hilfreich sein oder ein Wecker, der eine freundliche Melodie spielt, beispielsweise vom Handy. Sie sollten Ihre Übung nicht mit einem schrillen Geräusch beenden, da dies zu Gefühlen von Schreck und Ablehnung führen kann. In einem solchen Fall kann eine Mudra ihre Wirkung kaum oder gar nicht entfalten.

Was beim Üben der Mudra geschieht

Durch das Halten einer Mudra kommen in Ihnen energetische Prozesse in Gang. Wie Sie aus anderen Therapien wissen, ist unser Körper von unterschiedlichen Energiebahnen durchzogen. Darüber hinaus sind alle atomaren Teilchen unseres Körpers ständig in Bewegung – unser Körper ist nur scheinbar fest. Auch unsere feinstofflichen Anteile, die Ihnen unter dem Begriff »Aura« bekannt sein werden, werden beim Halten einer Mudra beeinflusst. So kann es etwa passieren, dass Sie beim Üben unerwartet in Tränen ausbrechen. Unter Umständen geschieht dies sogar recht schnell, besonders wenn Sie an einem Thema arbeiten, das Ihre tiefen Emotionen berührt. Nicht immer wissen wir, welche körperlichen Symptome Ausdruck tiefer emotionaler Belastungen oder Schmerzen sind. Sie brauchen sich jedoch nicht zu erschrecken, denn solch ein Tränenausbruch ist ein heilsamer Prozess. Lassen Sie ihn zu. Wenn es Ihnen zu viel wird, lösen Sie die Mudra und halten stattdessen für eine Weile Ihren Daumen. Atmen Sie dabei tief und gleichmäßig. Es können aber auch andere Emotionen an die Oberfläche treten:

- Freude
- Ärger
- Wut
- Frustration
- Traurigkeit
- Aggressivität
- Unsicherheit
- Tiefer Frieden
- Ein Gefühl der Befreiung

Es kann auch einmal vorkommen, dass eine sogenannte Erstverschlimmerung eintritt. Das ist immer dann der Fall, wenn ein Symptom lange unterdrückt wurde. Es will dann noch einmal deutlich gehört bzw. wahrgenommen werden. Wenden Sie sich ihm und sich selbst liebevoll zu, indem Sie beim Halten der Mudra liebevolle Gedanken an den Ort des Geschehens senden. Wenn beispielsweise die Bauchschmerzen erst einmal schlimmer werden, atmen Sie Gedanken der Liebe in Ihren Bauch:

»Mein Bauch, ich liebe dich. Ich höre deine Botschaft. Ich bin bereit, jetzt etwas zu verändern. Ich danke dir.« Dies ist ein Beispiel für heilsame Sätze, die dem Geschehen im Körper die angemessene Achtung zollen. Dann kann Heilung beginnen.

Reinigende Wirkungen

Wenn Sie Ihre Mudras regelmäßig üben, ist es möglich, dass Sie öfter zur Toilette gehen müssen. Mudras können auch reinigende Effekte haben. Diese Reinigung kann sich ebenso durch vermehrtes Schwitzen oder Pickel auf der Haut zeigen. Trinken Sie in diesen Zeiten viel warmes Wasser, das unterstützt die Ausscheidungsfunktionen Ihres Körpers. Verzichten Sie jedoch auf Deodorants, die Aluminium enthalten. Das Aluminium verstopft die Poren, wodurch Sie weniger schwitzen und weniger natürlichen Körpergeruch verströmen. Sie unterdrücken damit jedoch eine normale und wichtige Reaktion Ihres Körpers. Das ist wenig hilfreich. Wenn Sie das Bedürfnis haben, waschen Sie sich mehrmals am Tag, allerdings ohne scharfe Seife. Benutzen Sie ein naturreines ätherisches Öl für einen angenehmen Duft. Als Folge aktivierter Stoffwechselprozesse können auch Kopfschmerzen auftreten. Es spricht nichts dagegen, zusätzlich zur Ruhe, die dann auf jeden Fall notwendig ist, eine Kopfschmerztablette zu nehmen. Sie sollten diese jedoch nicht als ein Mittel missbrauchen, das es Ihnen ermöglicht, einfach weiterzuarbeiten. Erlauben Sie sich, achtsam mit sich selbst umzugehen. Schließlich ist das einer der Gründe, weshalb Sie begonnen haben, Mudras zu üben.

Salzbad mit Ksepana-Mudra

Eine wunderbare Anwendung und Übung zur Reinigung ist es, ein Salzbad zu nehmen und dabei die Ksepana-Mudra zu halten. Außer einer

Badewanne und etwa 500 Gramm Meersalz bzw. der doppelten Menge Speisesalz brauchen Sie nichts weiter als eine gute Stunde Zeit.

Lösen Sie das Meer- oder Speisesalz im Badewasser auf. Achten Sie darauf, dass die Temperatur nicht zu hoch ist, damit Ihr Kreislauf nicht über Gebühr belastet wird. 38 °C reichen völlig aus; wenn Sie an einem sehr niedrigen Blutdruck leiden, sollten Sie eine geringere Badetemperatur wählen. Setzen oder legen Sie sich nun in die Badewanne und tauchen Sie möglichst tief ein.

Halten Sie Ihre Hände entspannt in der Ksepana-Mudra, der »Geste des Loslassens« (siehe Anleitung S. 32). Ihre Hände liegen locker auf dem Unterbauch oder zwischen den Beinen, wenn Sie im Sitzen baden. Schließen Sie nun die Augen und stellen Sie sich vor, wie die Mineralien aus dem Salzwasser in Ihren Körper eindringen und Ihre Depots in den

---

Kräutertee für den Stoffwechsel

Zusätzlich zum Halten der Ksepana-Mudra können Sie den Stoffwechsel und die Ausscheidungsfunktionen Ihres Körpers mit einem köstlichen Kräutertee anregen. Bereiten Sie sich dafür eine Teemischung aus 10 Gramm Brennnessel, 10 Gramm Birke, 20 Gramm Hauhechelwurzel, 20 Gramm Angelika (Engelwurz), 20 Gramm Ehrenpreis, 10 Gramm Labkraut und 10 Gramm Schafgarbenkraut zu. Gießen Sie 1 Esslöffel Teemischung pro Tasse mit Wasser auf. Lassen Sie das Wasser vorher einmal aufkochen; es sollte jedoch nicht mehr kochen, wenn es über die Kräuter gegossen wird. Lassen Sie den Tee 10 bis 15 Minuten ziehen und seihen Sie ihn anschließend ab. Bei Bedarf kann er mit Honig leicht gesüßt werden. Trinken Sie drei Tassen über den Tag verteilt, immer frisch zubereitet.

Zellen aufgefüllt werden. Über die gestreckten Zeigefinger der Ksepana-Mudra fließen alle überflüssigen Schlackenstoffe ins Wasser. Atmen Sie tief und gleichmäßig und geben Sie sich ganz dieser Vorstellung hin.

Bleiben Sie etwa 15 bis maximal 20 Minuten im Bad. Das Bad hat eine entschlackende und Stoffwechsel anregende Wirkung. Spülen Sie Ihren Körper nach dem Bad mit lauwarmem Wasser ab. Eine nährende Creme oder ein vorgewärmtes Öl, vielleicht mit einem Tropfen ätherischem Lavendel- oder Orangenöl, rundet Ihre Pflege ab. Gönnen Sie sich danach eine halbe Stunde Ruhe und trinken Sie einen Kräutertee.

So wird die Ksepana-Mudra geübt

Legen Sie die Handflächen aneinander. Die Zeigefinger bleiben gestreckt, die Daumen überkreuzen sich, die anderen Finger werden verschränkt. Zwischen den Handflächen bleibt in der Mitte ein kleiner Hohlraum frei. Halten Sie die Hände locker nach unten. Machen Sie 10 bis 15 Atemzüge und betonen Sie die Ausatmung. Die Ksepana-Mudra regt die Ausscheidung über Dickdarm, Schweiß und Atemluft an.

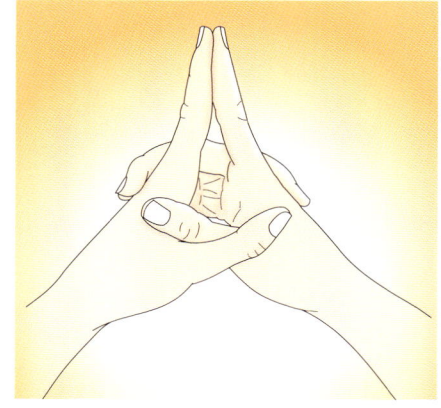

Viel hilft viel?

Es ist natürlich verlockend, viele Mudras in kürzester Zeit auszuprobieren – allerdings ist dies wenig hilfreich. Ich rate Ihnen, sich zu Beginn maximal drei Mudras auszuwählen, die Ihnen leichtfallen und die Sie in Ihren dringendsten Themen unterstützen. Sollten Sie feststellen, dass Ihnen drei Mudras zu viel sind, belassen Sie es bei einer. Nehmen Sie sich dafür ausreichend Zeit und Ruhe. Da Sie diese Mudra jeden Tag üben, sich also jeden Tag auf sich selbst einlassen, werden Sie den größeren Nutzen erzielen. Weniger ist eben manchmal mehr.

Machen Sie Ihren Frieden mit dem Thema Geduld

Das Sprichwort »Eile mit Weile« wird in unserer hektischen Zeit häufig vergessen. Dabei hat es seine Bedeutung nicht verloren. Auch heute gelingen uns Dinge besser, wenn wir ihnen Zeit einräumen. Alles, was wir schnell mal nebenbei erledigen, ist in der Regel fehlerhaft und nur von geringem Wert. Es geht an unserem Bewusstsein vorbei, denn unsere Aufmerksamkeit ist schon lange wieder mit anderen Dingen beschäftigt. Wenn Sie ein ungeduldiger Mensch sind, rate ich Ihnen, mit einer Mudra zu beginnen, die Ihnen zu vertieftem Atem und mehr Gelassenheit verhilft. Auch ich, vom Sternzeichen Zwilling, neigte in früheren Jahren viel zu Ungeduld und eilte durch den Tag. Ich habe es auf schmerzhafte Weise lernen müssen, Geduld zu haben. Heute ist Geduld eine meiner größten Stärken. Ihre Kraft unterstützt mich, wenn es in meinem Alltag wieder einmal schwierig wird. Sie hilft mir, Abstand zu gewinnen und auf diese Weise bessere Lösungen zu entwickeln.

Der Zauberspruch dazu lautet: »Ich habe alle Zeit, die ich brauche, und mehr.« Probieren Sie es aus: Sprechen Sie diesen Satz, wenn Sie sich selbst unter Zeitdruck setzen. Die eben beschriebene Ksepana-Mudra (siehe S. 32) kann Ihnen auch hier helfen, diesen inneren Druck loszulassen. Üben Sie in diesem Fall die Mudra im Stehen. Schließen Sie die Augen und stellen Sie sich vor, wie aus dem Himmel ein Lichtstrahl direkt in Ihren Scheitel hineinscheint, durch Ihren Körper hindurch- und über die Zeigefinger der Mudra in den »zeitlichen Weg« vor Ihnen fließt. Alle Aufgaben, die Sie an diesem Tag noch erledigen müssen, sind wie Perlen auf einer Schnur vor Ihnen aufgereiht. Sie leuchten hell und bekommen plötzlich einen größeren Abstand voneinander, sodass Ihnen zwischen jeder Aufgabe noch eine Erholungspause bleibt. Mit dem neuen Bewusstsein, für alle Aufgaben genügend Zeit zu haben, können Sie nun gelassen an die Arbeit gehen.

Wann Sie eine Mudra anwenden

Natürlich ist es genau die richtige Zeit, eine Mudra zu üben, wenn Sie konkrete Beschwerden haben. Ganz egal ob es körperliche Beschwerden sind, ob Sie sich gestresst fühlen oder unter Ängsten leiden, also emotionale Belastungen wahrnehmen – spätestens jetzt sollten Sie mit den Mudras beginnen. Besser ist es jedoch, Sie üben die Mudras schon, wenn Sie noch frei von jeglichen Beschwerden sind. So können Sie gesundheitlichen Problemen vorbeugen.

Im Ayurveda beginnt man mit einer Behandlung in dem Moment, in dem erste Befindlichkeitsstörungen auftreten. Es wird nicht gewartet, bis sich eine Krankheit manifestiert hat. Auf diese Weise kann sich der Mensch viel leichter und viel schneller wieder in einen gesunden Zustand bringen. In unserer Medizin läuft das leider völlig anders ab. Ein sehr unrühmliches Beispiel ist die Vorgabe, nach der die Krankenkassen Akupunkturbehandlungen bei Rückenschmerzen bezahlen: Es gibt eine Richtlinie, die besagt, eine Behandlung durch einen in Akupunktur ausgebildeten Arzt wird dann übernommen, wenn die Beschwerden schon mindestens ein halbes Jahr bestehen. Der Unsinn dieser Vorgabe liegt auf der Hand: Die Akupunkturbehandlung wäre erheblich erfolgreicher, wenn sofort mit der Behandlung begonnen würde und nicht erst dann, wenn sich das Problem schon festgesetzt hat.

Möglichst früh beginnen

Nutzen Sie die Kraft der Mudras frühzeitig. Wenn Sie sich beispielsweise im Moment einfach nur müde fühlen, wenn Sie von der Arbeit kommen, und keine Lust mehr haben, noch einmal mit dem Partner oder mit Freunden etwas zu unternehmen, wählen Sie Übungen aus, die Ihnen zu neuer Energie verhelfen. Wenn Sie den Zustand ignorieren und sich hängen lassen, wird es nicht besser. Ganz im Gegenteil: Es ist möglich, dass die fehlenden Freizeitaktivitäten und die damit verbundene fehlende Freude im Alltag zu einer depressiven Verstimmung führen. Diese ist dann deutlich schwerer wieder zu lösen.

Natürlich brauchen Sie nach einem anstrengenden Arbeitstag erst einmal eine Zeit der Erholung, bevor es »auf die Piste« geht. Nutzen Sie diese Erholungszeit für eine oder mehrere Mudras und vielleicht eine kleine Yogaübung. Achten Sie auch darauf, tief und gleichmäßig zu atmen. Ohne einen tiefen Atem bekommt Ihr Körper nicht genug Lebenskraft, Ihre Organe können nicht vollkommen gesund arbeiten. Der tägliche Alltagsstress führt bei den meisten Menschen dazu, dass sie viel zu flach atmen. Ein großer Teil der Magen- und Darmbeschwerden sowie ein großer Teil der Herzrhythmusstörungen und der Blutdruckanomalien ließen sich allein schon durch regelmäßige Atemübungen deutlich verbessern.

Die Hände bewusster wahrnehmen

Wofür benutzen Sie Ihre Hände in Ihrem ganz persönlichen Alltag? Sie greifen, Sie streichen über Oberflächen, Sie spüren Strukturen und Temperaturen. Oft ist Ihnen gar nicht bewusst, was Ihre Hände gerade tun.

Bevor Sie mit Ihren Mudras beginnen und ganz besonders dann, wenn Sie Ihren Händen bisher nicht so viel Aufmerksamkeit geschenkt haben, kann es nützlich sein, die bewusste Sensitivität Ihrer Hände durch eine kleine Handgymnastik und etwas Handmassage zu stärken.

Handgymnastik für eine erhöhte Wahrnehmung

- Halten Sie den Unterarm seitlich vom Körper nach oben, der Oberarm liegt locker an der Körperseite an. Strecken Sie die Finger zur Decke aus und ballen Sie sie anschließend zur Faust. Der Daumen liegt auf den Fingern. Strecken und spreizen Sie danach Ihre Finger wieder. Rechte und linke Hand wechseln sich ab, jede Hand führt die Bewegungen mindestens 5-mal aus.

- Verschränken Sie die Finger und strecken Sie die Arme nach vorn. Drehen Sie die Handinnenflächen bei gestreckten Armen nach außen und wieder zurück. 7-mal wiederholen. Strecken Sie dann die Arme mit gefalteten Händen nach oben über den Kopf und lassen Sie die gefalteten Hände 7-mal von rechts nach links wandern.

- Lassen Sie die Arme locker hängen. Lassen Sie nun die Hände erst 5-mal im und dann 5-mal gegen den Uhrzeigersinn um das jeweilige Handgelenk kreisen. Die Finger zeigen dabei zum Boden.

- Berühren Sie mit den Fingerspitzen der einen Hand die Innenfläche der anderen Hand. Drücken Sie die Fingerspitzen mit zunehmender Kraft in die Handinnenfläche und nehmen Sie den Druck anschließend langsam zurück. Üben Sie dies auf jeder Seite 5-mal.

- Legen Sie ähnlich wie bei einer Computertastatur die zehn Fingerspitzen auf die Tischoberfläche und klopfen Sie reihum mit jedem Finger 5-mal auf den Tisch. Die anderen Finger dürfen beim Klopfen nicht mit bewegt werden.

Haut- und umweltfreundliches Handpeeling

Peelingprodukte, die Sie in einer Drogerie kaufen, enthalten in der Regel winzig kleine Kunststoffkörnchen. Über das Abwasser gelangen diese in die Flüsse und Meere. Inzwischen sind die Plastikkörnchen an allen Stränden der Welt nachweisbar. Leider sind sie für die kleinen Meeresbewohner, die wir unter dem Namen Plankton kennen, tödlich: Das Kunststoffgranulat verstopft ihren Verdauungstrakt. Verzichten Sie daher auf diese Produkte und stellen Sie sich Ihr Peeling selbst her. Sie brauchen dazu nur etwas Olivenöl und Salz oder Zucker. Wer es ganz zart mag, besorgt sich ganz feinen, gereinigten Vogelsand. Mischen Sie diese Zutaten zu einer weichen Paste und reiben Sie damit sanft Ihre Haut ab. Abschließend mit lauwarmem Wasser reinigen und mit einer Pflegelotion eincremen.

Für das Gehirn: Klopfen Sie gleichzeitig mit dem linken kleinen Finger und dem rechten Daumen und wandern Sie so von Finger zu Finger. Nur die Mittelfinger klopfen gemeinsam.

Handmassage zur Sensibilisierung der Finger

Eine Handmassage regt die Durchblutung an und aktiviert die Reflexzonen der Hände (siehe Abb. S. 20). Auf diese Weise kann Ihnen schon diese einfache Übung Linderung verschaffen, beispielsweise bei Verspannungen im Schulter-Nacken-Bereich oder bei Kopfschmerzen.

Um Mudras zu üben, ist eine Handmassage nicht unbedingt erforderlich. Doch wenn Sie den ganzen Tag über fest zupacken mussten, sei es im Haushalt oder im Beruf, tut eine liebevolle Aufmerksamkeit Ihren Händen sehr gut und die feinen Nervenenden in den Fingern werden entspannt. Sie können mit dem Mudraüben jedoch auch ohne Gymnastik und Massage beginnen.

Besonders pflegend ist angewärmtes Olivenöl. Streichen Sie etwas Olivenöl mit der einen Hand auf die Haut der anderen. Greifen Sie nacheinander jeden einzelnen Finger und ziehen ihn kurz in die Länge. Fassen Sie nun die kleinen Häutchen zwischen den Fingern und kneifen Sie diese etwas zusammen, während Sie daran ziehen. Benutzen Sie aber bitte die Fingerkuppen und nicht die Fingernägel.

Beginnen Sie nun mit der Handmassage, indem Sie um den Daumennagel herum kleine kreisende Bewegungen ausführen. Wandern Sie über den ganzen Daumen bis in den Handrücken hinein und an das Handgelenk heran. Streichen Sie anschließend mit einigen kräftigen Strichen vom Handgelenk bis zur Fingerspitze zurück. Wiederholen Sie dies mit jedem der anderen Finger.

Nun haben Sie die Handoberseite massiert. Wiederholen Sie die wohltuende Prozedur auf der Handinnenseite. Massieren Sie anschließend die ganze Hand einmal kräftig durch und wiederholen Sie die Übung mit der anderen Hand.

Hastas – mehr Energie durch Armstellungen

Die Haltung der Arme kann einen Einfluss auf die Wirkung einer Mudra haben und diese Wirkung auch verstärken. Wenn Sie die Hände in Stirnhöhe halten, werden die oberen Lungenbereiche aktiviert. Diese haben wiederum einen Einfluss auf bestimmte Körperbereiche, Handzonen und Finger. Auch die Gehirntätigkeit wird positiv beeinflusst. Werden die Hände auf Brusthöhe gehalten, regt dies die mittlere Atmung an, und damit wird der Oberkörper – besonders Herz und Magen sowie die Arme mit Ellenbogen, Hand- und Fingergelenken – energetisiert. Liegen

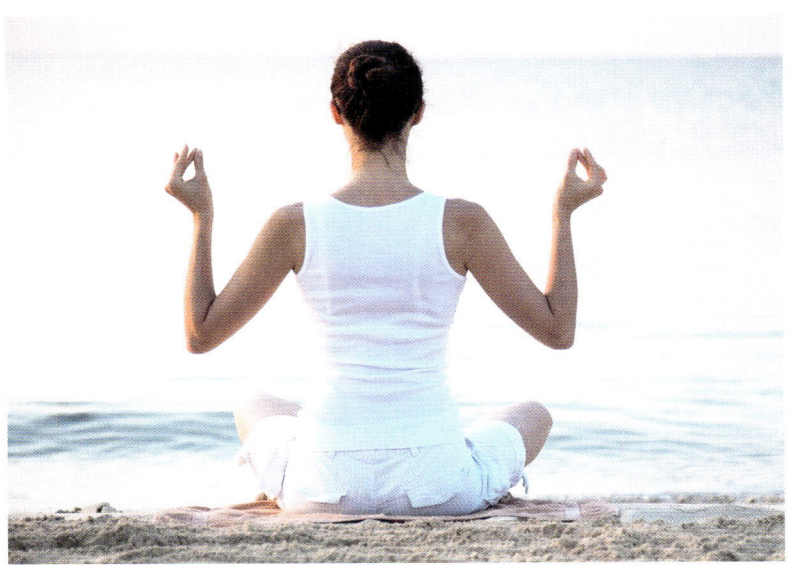

die Hände im Schoß oder auf den Oberschenkeln, so stimuliert dies tief den unteren Teil der Lungenatmung, was sich positiv auf alle Organe im Unterleib sowie die Beine auswirkt.

Achten Sie jedoch immer darauf, dass der Nacken und die Schultern entspannt bleiben, denn eine Verspannung in diesem Bereich würde den Energiefluss beeinträchtigen. Lockern Sie die Schultern und den Nacken zwischendurch. Nicht alle Mudras liegen locker in Ihrem Schoß, manche werden mit erhobenen Armen gehalten. Dies kann sehr schnell dazu führen, dass Sie in den Schultern anspannen, weil Ihre Muskeln dort noch nicht so sehr entwickelt sind oder eine Vorbelastung besteht. Senken Sie dann nach etwa 1 Minute die Arme, lockern Sie die Schultern und begeben Sie sich dann erneut in die jeweilige Mudrahaltung.

Übung: Die Schultern stärken

Die folgende einfache Übung hilft Ihnen, Ihren Schulterbereich zu stärken, denn dieser ist bei den meisten Menschen oft vernachlässigt und schmerzhaft angespannt.

Legen Sie die Hände vor der Brust in Gebetshaltung zusammen (Atmanjali-Mudra). Atmen Sie ein und heben Sie die Hände vor den Hals. Während dieser Bewegung atmen Sie aus. Atmen Sie wieder ein. Heben Sie die Hände nun vor die Stirn und atmen Sie wieder aus. Erneut einatmen und die Hände über den Kopf bringen, dabei wieder ausatmen. Atmen Sie oben wieder ein und senken Sie mit jedem neuen Atmen Schritt für Schritt die Hände, bis sie sich wieder vor der Brust befinden. Wiederholen Sie diese Übung öfter am Tag und lockern Sie abschließend die Schultern durch ein Schlenkern Ihrer Arme.

Vorbereitende Übung für die Heilarbeit mit Mudras

Wer noch nie Mudras angewendet hat, dem mag es schwerfallen, sich für eine Weile ganz diesen kleinen Übungen hinzugeben. Daher kann es hilfreich sein, einige vorbereitende Übungen durchzuführen. Wählen Sie dafür einen ruhigen Ort, an dem Sie nicht gestört werden können. Schalten Sie Ihr Handy aus. Setzen Sie sich aufrecht in einen Sessel oder auf einen Stuhl. Die Füße stehen fest auf dem Boden.

Übung: Aktivierung der Wahrnehmung

Legen Sie Ihre Hände mit den Handflächen nach unten auf die Oberschenkel. Schließen Sie die Augen und atmen Sie tief ein. Stellen Sie sich vor, wie Ihr Atem von der Nase aus über den Nacken und die Schultern in die Arme und bis hinunter in die Fingerspitzen fließt. Machen Sie sich bewusst, was Sie in den Fingern fühlen: die Textur des Kleidungsstücks, auf dem die Hände liegen, genauso wie ein Strömen, Prickeln, Ziehen oder Wärme in den Händen. Es ist möglich, dass Sie eine Weile brauchen, bis Sie mit Ihrem Bewusstsein ganz hineingehen können in diese Art der Wahrnehmung. Bleiben Sie geduldig.

Hakini-Mudra zur Vertiefung der Atmung

Legen Sie die Fingerkuppen der rechten Hand auf die Fingerkuppen der linken Hand. Die Handgelenke sind dabei so weit wie möglich voneinander entfernt. Spreizen Sie die Finger weit auseinander. Dies ist die Hakini-Mudra. Nehmen Sie mit geschlossenen Augen die Berührung der Fingerkuppen war. Achten Sie auf die Wärme. Achten Sie auf andere Erscheinungen, was immer es im Moment auch sein mag (Kribbeln etc.). Atmen Sie dabei immer tief und gleichmäßig.

Nun haben Sie so ganz nebenbei eine einfache, aber sehr wirksame Mudra kennengelernt. Die Hakini-Mudra wird dem Stirnchakra zugeordnet. Sie fördert die Konzentration, hilft, den Atem zu vertiefen, und stärkt dadurch die Lunge. Immer wenn Sie das Gefühl haben, nicht tief genug atmen zu können, empfehle ich Ihnen, es mit der Hakini-Mudra zu versuchen. Ganz besonders wenn Sie dazu neigen, unter Stress oberflächlich zu atmen.

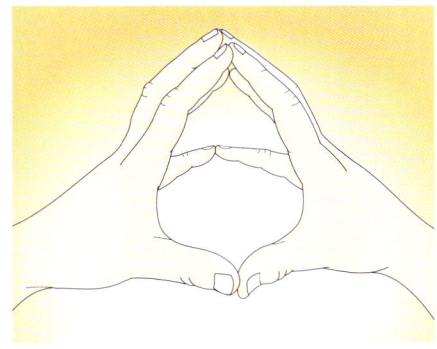

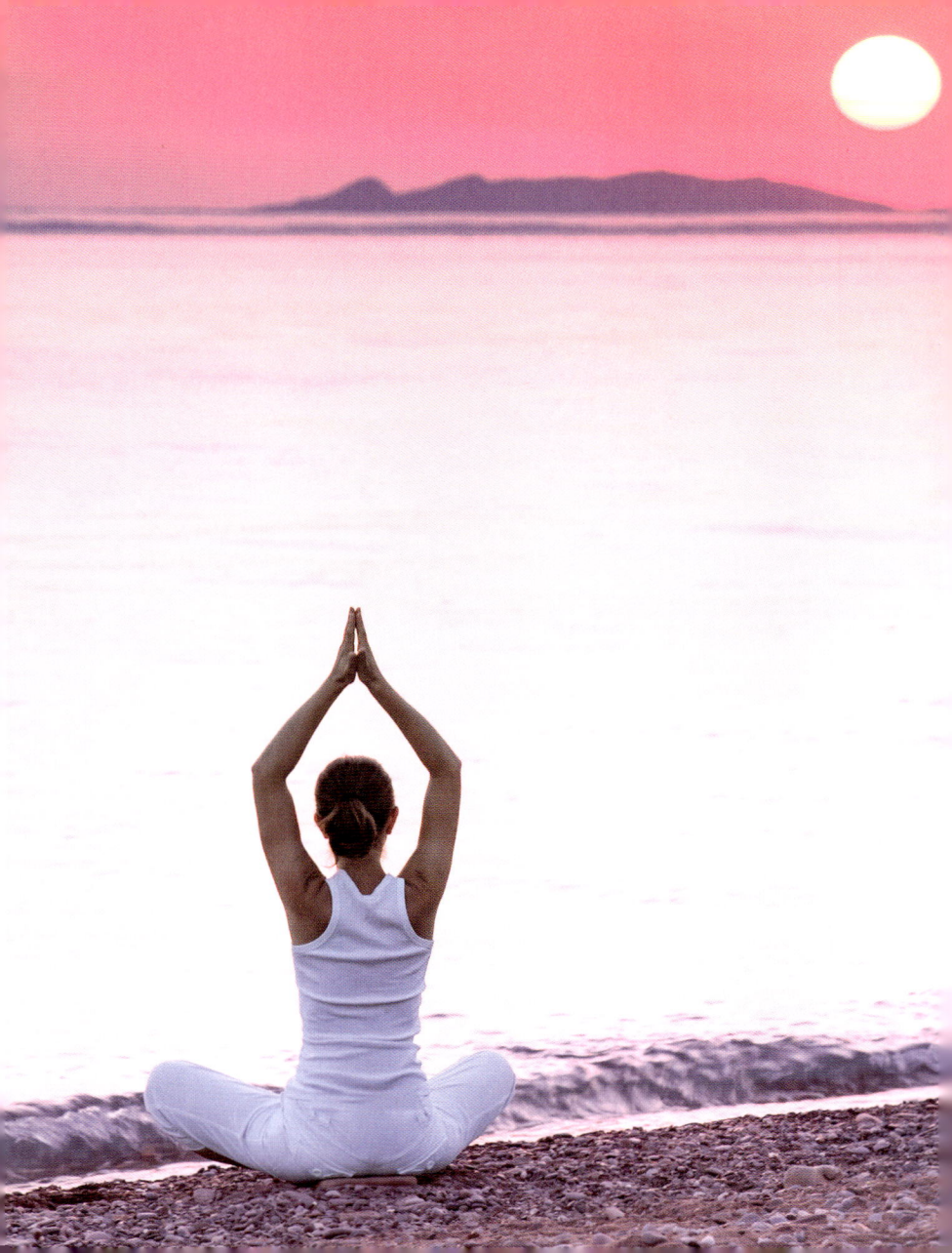

Mudras für den Körper

Die Einteilung der Kapitel in diesem Buch nach gewissermaßen handfesten körperlichen Beschwerden wie Störungen des Magen-Darm-Trakts oder Rückenschmerzen sowie nach Beschwerden, die sich zwar ebenfalls körperlich äußern, ihre Ursachen aber in der Psyche haben − beispielsweise Schlafstörungen − bis hin zu Mudras, die unsere geistige und spirituelle Heilung unterstützen, mag willkürlich erscheinen.

Denn inzwischen wissen wir um die enorme Bedeutung der Psychosomatik und einer noch immer unterschätzten Ursache für viele Beschwerden und Krankheiten: Stress. Der leichteren Übersicht wegen folgt die Gliederung in diesem Buch dennoch diesem Schema, wenngleich zwischen »rein« körperlich und »nur« psychosomatisch nicht getrennt werden kann.

Stress wirkt sich immer auf beide Ebenen aus, auf die körperliche ebenso wie auf die psychische. Stress führt dazu, dass unser Energiesystem und unser Immunsystem aus dem Gleichgewicht geraten und ihre Funktionalität stark eingeschränkt wird. Wenn Sie gestresst sind, sind Sie anfälliger für alle Arten körperlicher Erkrankungen, angefangen mit Erkältungen, Muskelverkrampfungen, Magen- und Darmstörungen sowie Kopfschmerzen über Herz-Kreislauf-Erkrankungen bis hin zu lebensbedrohlichen Krankheiten wie Diabetes, Krebs oder ALS (Amyotrophe Lateralsklerose). Von Stress betroffen sind das Zentralnervensystem, das sympathische und parasympathische Nervensystem, die Drüsen der Stresshormonproduktion und -regulation, zahlreiche weitere Hormonsysteme wie z. B. die Nebennieren und die Schilddrüse und wie bereits erwähnt das Immunsystem (siehe Literatur S. 128).

Stressoren erkennen

Wenn wir Mudras zur Heilung körperlicher Beschwerden anwenden, müssen wir uns immer auch mit den damit verbundenen Stressoren auseinandersetzen, das Übel also an der Wurzel packen. Allerdings ist es nicht immer leicht, diese Stressoren zu erkennen und die Verbindung zwischen Erkrankung und tatsächlich zugrunde liegender Ursache herzustellen. Stress lässt sich grob in die folgenden Kategorien einteilen:

- Metabolischer (Stoffwechsel-)Stress: falsche und zu energiereiche Ernährung (zu viel Zucker, zu viele Kohlenhydrate)
- Physischer, also körperlicher Stress: anhaltend zu schwere Arbeit ebenso wie Leistungssport
- Chemischer/physikalischer Stress: schlechte Wohnumgebung (laut, eng, schmutzig), Schadstoffe wie z.B. Schwermetalle und Giftstoffe aus der Atemluft und der Nahrung, Strahlung, starke und andauernde Medikamenteneinnahme
- Sensorischer Stress: Lärmbelastung, Reizüberflutung, übermäßiger Fernseh-/EDV-Konsum, Schlafmangel und unnatürlicher Schlafrhythmus (Schicht- und Nachtdienste etc.)
- Mentaler Stress: wachsende schulische oder berufliche Belastungen, hohe Arbeitsintensität, extrem viel Kopfarbeit beispielsweise beim Programmieren
- Psychischer Stress wie familiäre Schicksalsschläge, Konflikte in der Beziehung, Vereinsamung durch ein fehlendes soziales Umfeld, beruflicher Konkurrenzdruck, fehlende Anerkennung, Mobbing, wirtschaftliche Ängste, Zukunftsängste

Oft treffen mehrere Stressoren zusammen, deren Wirkung durch eine entsprechende genetische Veranlagung sogar noch verstärkt werden kann. Und gerade dann, wenn wir glauben, gar keine Zeit zu haben, ist es wichtig, sich diese Zeit zu nehmen und einige Mudras zu üben. Auf diese Weise ist es möglich, Stress zu reduzieren und sich die Muster, die zu Stress geführt haben, bewusst zu machen. Bewusstmachung ist der erste Schritt zu einer positiven Veränderung. Fangen wir an!

Magen, Darm und Stoffwechsel

Psychosomatische Erkrankungen des Magen-Darm-Trakts und des Stoffwechsels nehmen zu, auch wenn sie nicht die einzigen Körpersysteme sind, die auf den wachsenden Druck in unseren alltäglichen Lebensumständen mit Krankheitssymptomen reagieren. Doch gerade der Darm

Ein komplexes System

Unser Darmsystem, bestehend aus Dünndarm und Dickdarm, erfüllt viele wichtige Aufgaben. So wird beispielsweise die vom Magen vorverdaute Nahrung dort weiter zerlegt – eine Arbeit, die von Mikroorganismen ausgeführt wird. Die dem Nahrungsbrei entzogenen Nährstoffe, Mineralien und Vitamine gelangen durch die Dünndarmwände ins Blut. Bei Störungen lässt die Dünndarmschleimhaut leider auch Partikel passieren, die eigentlich ausgeschieden werden sollten. Im Dickdarm wird dem nun weitestgehend nährstoffarmen Nahrungsbrei vor allem Flüssigkeit entzogen. Auch hier spielt die richtige Menge eine wichtige Rolle: Wird nicht genügend Flüssigkeit entzogen, bekommen wir Durchfall; verweilt der Restnahrungsbrei dagegen zu lange im Darm, wird ihm zu viel Flüssigkeit entzogen und es kommt zu Verstopfungen. Darmstörungen äußern sich auf vielfältige Art. Bei anhaltenden Beschwerden oder Blutungen sollte immer ein Arzt zurate gezogen werden.

mit seinen vielfältigen Aufgaben – er nimmt nicht nur Nährstoffe aus der Nahrung auf und gibt sie in den Blutkreislauf ab, er hat, wie inzwischen wissenschaftlich belegt ist, auch wichtige Immunfunktionen – ist an einer fatalen Wechselwirkung beteiligt, die in medizinischen Kreisen als Darm-Hirn-Achse bekannt ist.

Das Gehirn sendet Signale an den Darm; so erfährt der Darm, was er zu tun hat. Doch anders herum sendet auch der Darm Informationen an das Gehirn, und zwar abhängig davon, in welchem Zustand die Mikroflora des Darms sich gerade befindet. Professor Peter Holzer vom Institut für Experimentelle und Klinische Pharmakologie der Universität Graz ist davon überzeugt, dass der Darm unsere Emotionen und unser Verhalten stark beeinflusst: Über Nerven, Hormone und das Immunsystem übe der gesamte Verdauungstrakt Einfluss auf das Gehirn aus. Dieser Einfluss wirkt sich dann auf die Ausschüttung von Hormonen aus, die wiederum für unsere Gefühle verantwortlich sind.

Fazit: Ein stressiges Leben und eine ungesunde Ernährung stören die Gesundheit der Darmflora. Und eine gestörte Darmflora kann der Auslöser für Ängste, Depressionen und weiteren Stress sein. Mit einer gesunden Ernährung und dem regelmäßigen Üben von Mudras können Sie dem entgegenwirken.

Neben vorübergehenden Darmbeschwerden kann es auch zu chronischen Erkrankungen wie Colitis ulcerosa oder Morbus Crohn kommen – Autoimmunerkrankungen, wie man heute weiß. Dabei wenden sich unsere Abwehrzellen gegen die eigenen gesunden Zellen in den Darmwänden, und ein chronischer Entzündungsprozess entsteht. Allerdings haben diese Erkrankungen auch eine psychosomatische Seite: Oft finden wir hier Menschen mit dem starken Bedürfnis, alles im Leben unter Kontrolle zu halten. Diese Menschen haben Angst, loszulassen und zu delegieren. Es fehlt ihnen das Vertrauen in ihre Mitmenschen und das Leben an sich. Dieses überbetonte Festhalten kann auch zu Verstopfung führen, ein Versuch des Körpers und der Seele, sich zu wehren. Umgekehrt sind auch starke, unhaltbare Durchfälle mit Krämpfen und Blutbeimischung nicht selten. In jedem Fall ist es notwendig, die innere Haltung zu ändern, um eine vollständige Heilung zu erreichen.

Bei allen Unterleibsbeschwerden hat sich die Maha-Sakral-Mudra, die große Becken-Mudra, bestens bewährt. Sie löst Spannungen im Beckenraum und in den dort befindlichen Organen. Die Aufnahme, Verwertung und Ausscheidung der Nahrungsbestandteile können Sie durch die Pushan-Mudra (siehe S. 48) unterstützen; sie ist Pushan, dem Gott der Ernährung, gewidmet.

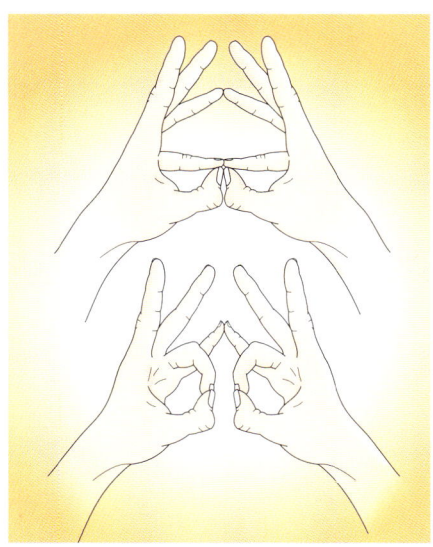

Maha-Sakral-Mudra, die große Becken-Mudra

Legen Sie die Fingerspitzen der Ringfinger aneinander. Die Spitzen der kleinen Finger und der Daumen bilden jeweils einen Kreis: der rechte kleine Finger mit dem rechten Daumen und der linke kleine Finger mit dem linken Daumen (siehe Abb. links oben). Atmen Sie 10 bis 15 Atemzüge durch die Nase tief in den Bauch ein und mit einer deutlichen Betonung durch den Mund wieder aus.

Nun werden die Spitzen der kleinen Finger aneinandergelegt, und die Ringfinger schließen sich mit den Daumen zu Kreisen zusammen (siehe Abb. S. 47 unten). Atmen Sie wie oben beschrieben.

Sie können diese Mudra auch auf der Toilette ausführen. Sie wirkt bei Menstruationsschmerzen ebenfalls erleichternd und entspannend.

Pushan-Mudra – Entspannung für Magen und Darm

Bei dieser Mudra führen die rechte und die linke Hand unterschiedliche Haltungen aus – bei der Abbildung blicken wir von außen auf die Hände.

Legen Sie bei der rechten Hand die Spitzen von Zeige- und Mittelfinger auf die Daumenspitze. Ringfinger und kleiner Finger werden gestreckt. Bei der linken Hand werden die Spitzen von Mittel- und Ringfinger auf die Daumenspitze gelegt. Zeigefinger und kleiner Finger sind gestreckt. Diese Geste wirkt entgiftend und regt den Stoffwechsel an.

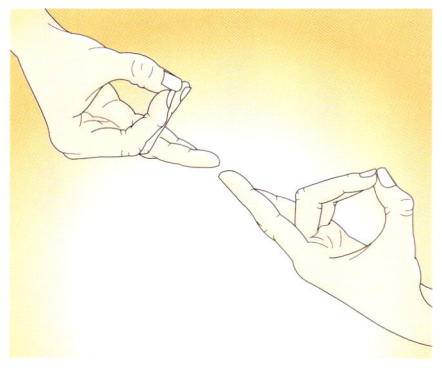

Insgesamt wirkt sich die Pushan-Mudra entspannend auf den ganzen Magen-Darm-Bereich aus. Sie hilft bei Völlegefühl und Blähungen ebenso wie bei allgemeiner Übelkeit und Seekrankheit.

Yogaübungen für den Darm

Ergänzen Sie diese Mudras durch Yogaübungen, die das Verdauungssystem aktivieren und die tiefen Bauchmuskeln dehnen. Gerade eine verspannte Bauchmuskulatur wirkt sich auch belastend auf den gesamten Darmtrakt aus. Diese kleine Übungsfolge wird Ihnen helfen, Ihr Darmsystem wieder zu regulieren.

Vajrasana-Bhadrasana-Fersensitz

Bei dieser Übung wird Pranayama, der Atemyoga, mit einer Anspannungs-Entspannungs-Übung im Beckenboden kombiniert. Üben Sie Mula Bandha (Anspannung) beim Einatmen und Brahmari (Summen wie die Bienen) beim Ausatmen; auf diese Weise wird der Verdauungstrakt entspannt und der Geist wird beruhigt, was natürlich gerade bei Stress erwünscht ist.

Legen Sie eine Decke auf den Boden und setzen Sie sich darauf auf Ihre Fersen. Wenn Sie Ihre Füße nicht lang machen können, weil die oberen Bänder verkürzt sind, winkeln Sie die Füße leicht seitlich an oder legen Sie sich ein aufgerolltes Handtuch unter die Fußrücken. Richten Sie Ihren Oberkörper auf und legen Sie die Hände locker auf die Schenkel.

Atmen Sie nun tief durch die Nase in Lunge und Bauchraum. Führen Sie dabei Mula Bandha aus, indem Sie Ihren Schließmuskel stark anspannen, so als hätten Sie starken Stuhldrang. Atmen Sie ruhig und gleichmäßig durch die Nase wieder aus. Lösen Sie Mula Bandha wieder und führen Sie gleichzeitig Brahmari aus, indem Sie bei der Ausatmung summen. Das Summen führt zu einer Vibration im ganzen Körper. Alle Zellen des Körpers werden aktiviert. Die Durchblutung wird gefördert, und das vegetative Nervensystem beginnt, sich zu regulieren.

Nach dieser eher ruhigen Übung führen Sie eine aktive Yogaübung durch (siehe S. 50 f.). Sie regt die Nerven und Organe im gesamten Bauchraum an, darüber hinaus kräftigt sie die Muskulatur und dehnt die Bänder an der Körperrückseite.

Nauka Sanchalanasana – das Ruderboot

Setzen Sie sich auf eine Decke oder direkt auf den Boden. Achten Sie jedoch darauf, dass der Boden nicht kalt ist. Die Beine liegen nebeneinander ausgestreckt vor Ihnen.

Stellen Sie sich vor, Sie rudern in einem Boot. Zu Beginn sitzen Sie aufrecht und schließen die Hände zu Fäusten. Die Daumen liegen außen. Beugen Sie sich nun mit geradem Rücken nach vorn, lassen Sie die Arme sinken und legen Sie die Fäuste links und rechts außen neben die Füße oder Waden, gerade so weit, wie Sie nach vorn kommen. Die Arme sind dabei gestreckt.

Lehnen Sie sich nun zurück und ziehen Sie gleichzeitig die Fäuste an den Außenseiten der Beine am Körper entlang. An den Hüften angekommen heben Sie die Arme an den Achselhöhlen vorbei hinauf zu den Schultern und strecken sie gerade nach oben.

Für die nächste Runde beugen Sie sich mit gestreckten Armen wieder so weit es geht nach vorn. Atmen Sie ein, während Sie sich nach hinten lehnen, und atmen Sie aus, während Sie sich nach vorn beugen.

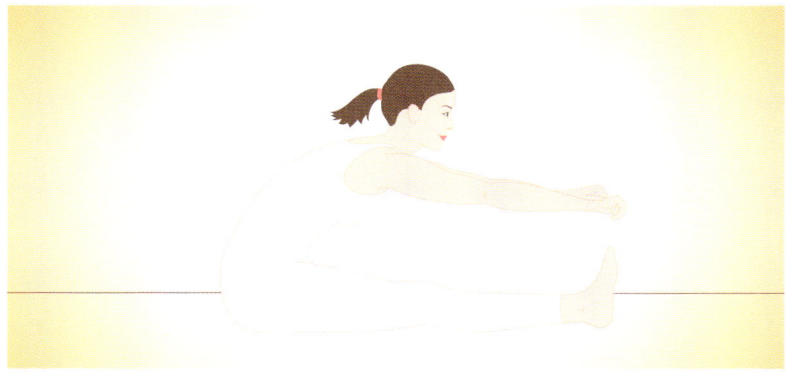

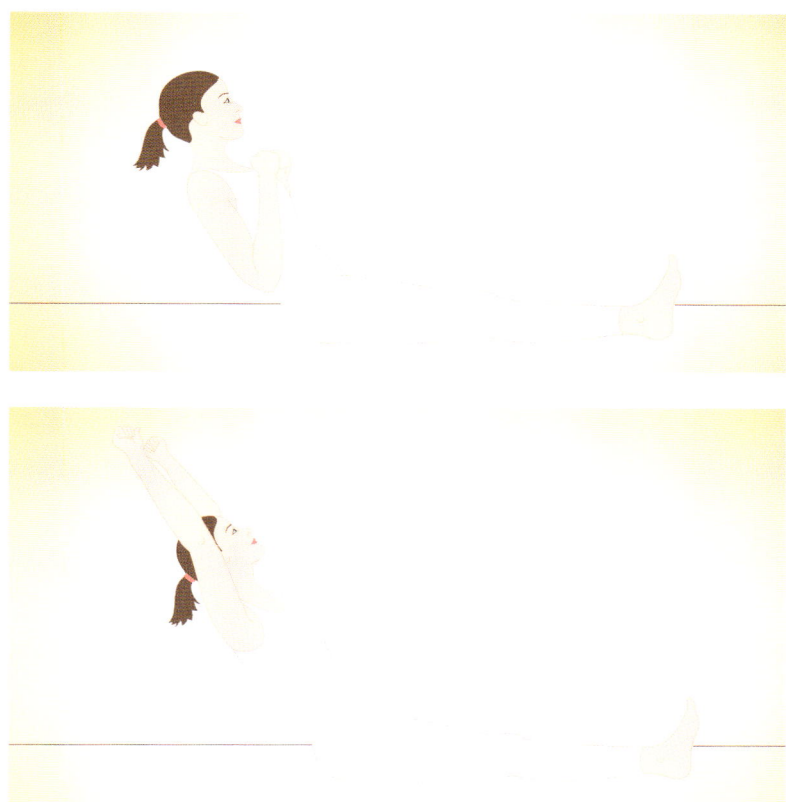

Führen Sie mindestens 10 Wiederholungen dieser Übung durch und ergänzen Sie die Übungsfolge nun mit der Kobra (siehe S. 52). Durch die Kobra entsteht eine Druckmassage besonders auf den unteren Bauch. Versuchen Sie, mit Ihrer Aufmerksamkeit ganz bei der Wahrnehmung Ihres Bauchraums zu sein.

Bhujangasana – die Kobra

Legen Sie sich auf den Bauch. Heben Sie nun langsam Kopf und Schultern vom Boden; stützen Sie sich mit den Armen hoch, bis diese gestreckt sind, und stellen Sie die Zehen auf. Legen Sie den Kopf leicht in den Nacken. Die Zehen bleiben aufgestellt, die Beine liegen auf dem Boden.

Atmen Sie in der Aufwärtsbewegung ein und halten Sie die Position anschließend mindestens 3 Atemzüge lang. Legen Sie den Oberkörper ausatmend wieder ab. Legen Sie Ihre Stirn für einen Moment auf die Unterarme, bevor Sie die Übung wiederholen. Führen Sie mindestens 5 Wiederholungen aus.

Wenn Sie nicht gut auf dem Bauch liegen können, bietet sich statt der Kobra auch das Kamel (siehe S. 53) an. Bei dieser Yogaübung wird ebenfalls die Körpervorderseite gedehnt, die Bauchorgane werden aktiviert und dem Darm wird Energie zugeführt.

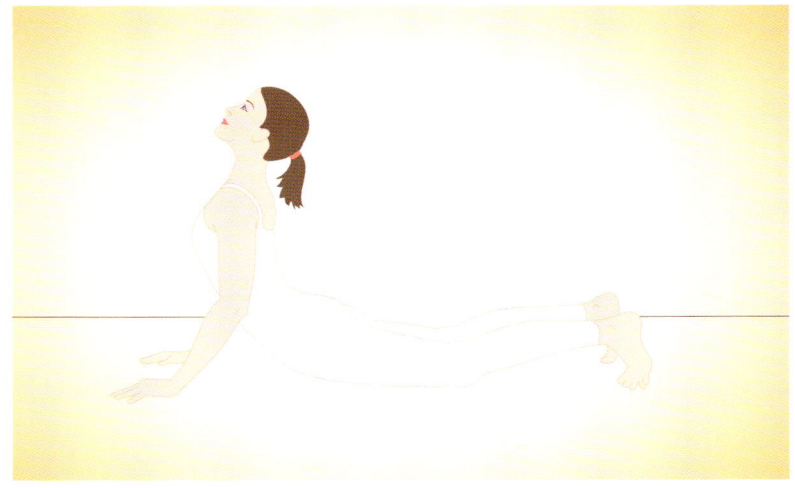

Ustrasana – das Kamel

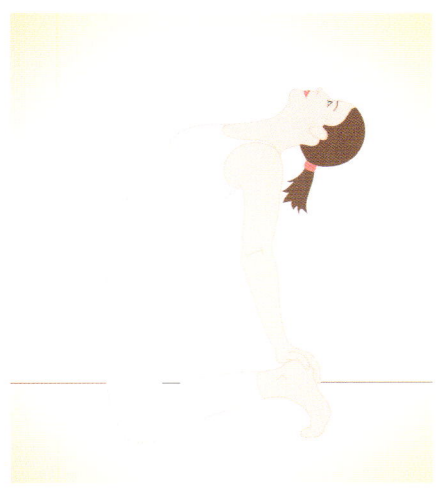

Knien Sie sich aufrecht und mit geschlossenen Beinen auf den Boden; wer Knieprobleme hat, legt eine Decke unter. Legen Sie die Hände auf die Taille oder hinter den Rücken. Beugen Sie sich nun langsam nach hinten und legen Sie den Kopf leicht in den Nacken – bei Halswirbelsäulenbeschwerden lassen Sie den Nacken bitte gerade. Die Arme hängen hinter dem Körper herab. Stützen Sie sich mit den Händen auf den Fersen ab oder halten Sie diese fest. Wenn Sie nicht so weit nach hinten kommen, können Sie Ihre Hände auch im Nierenbeckenbereich abstützen; die Ellenbogen weisen so weit es geht nach hinten.

Kneifen Sie den Po zusammen und schieben Sie das Becken nach vorn. Verharren Sie wenigstens 3 Atemzüge in dieser Position. Lösen Sie anschließend erst die Hände von den Fersen, heben Sie dann den Kopf und kommen Sie schließlich in die Ausgangshaltung zurück. Beschließen Sie die Übungsreihe mit Garbhasana, der Stellung des Kindes.

Garbhasana – Stellung des Kindes

Setzen Sie sich auf Ihre Fersen, die Füße sind gestreckt. Legen Sie die Hände weit zurück, die Handflächen zeigen nach oben. Beugen Sie sich langsam nach vorn, bis der Kopf den Boden berührt. Die Hände liegen nun

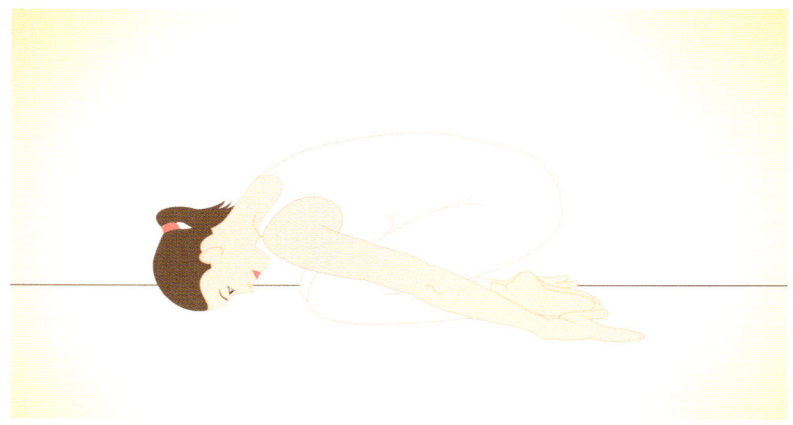

neben den Füßen, das Kinn berührt beinahe die Brust. Der Oberkörper drückt gegen die Knie. Wenn es Ihnen angenehmer ist, können Sie den Kopf auch leicht zur Seite drehen.

Diese Übung eignet sich immer als Gegenübung nach Streckungen der Körpervorderseite. Sie wirkt tief entspannend, aktiviert das Nervensystem entlang der Wirbelsäule, fördert die Durchblutung im Gehirn und schenkt neue Energie.

Wenn Sie nach einem Tag voller Extremstress zu nichts mehr in der Lage sind, üben Sie nur diese Haltung, kombiniert mit der Pushan-Mudra (siehe S. 48). Sie wissen ja: Es ist besser, wenig als gar nichts zu tun.

Die Sache mit der Laus und der Leber

Ist Ihnen eine Laus über die Leber gelaufen? Oder sind Sie ganz gelb vor Neid? Emotionale Belastungen wie beispielsweise Ärger zeigen sich nicht nur in unserer Sprache, sondern auch in der Leber. Die Leber muss unsere Nahrungsbestandteile verarbeiten, nachdem sie im Darm zerlegt und an das Blut abgegeben wurden. Darüber hinaus muss sie auch mit den körperlichen Folgen unserer Emotionen klarkommen. Früher sprachen Ärzte von einer angespannten Leber, wenn ein Patient Störungen im Stoffwechselbereich zeigte, die durch Ärger und Stress verursacht wurden. Heute neigen manche Mediziner und auch Heilpraktiker leider eher dazu, ihre Patienten mit unverständlichen Fachbegriffen zu verunsichern. Der Patient fühlt sich aber viel besser verstanden, wenn man ihm die Ursachen seiner Beschwerden in einer ihm verständlichen Sprache erklärt. So wird vermieden, dass ihm »die Galle überläuft«.

Störungen der Leberfunktion entstehen immer dann, wenn der Mensch von etwas zu viel hat: zu viel Essen, zu viel Alkohol, zu viele Medikamente, zu viele Genussmittel wie Kaffee, Zucker oder Fett. Die Leber gewinnt aus unseren Nahrungsbestandteilen Energie; doch wenn sie selbst zu viel Energie benötigt, um ihre Aufgaben zu erfüllen, weil wir ungesund leben oder zu viel Stress haben, fühlen wir uns permanent erschöpft. Sorgen Sie demnach dafür, dass Ihre Leber entspannen kann. Eine angespannte Leber wirkt sich nicht nur negativ auf den Verdauungstrakt aus: Auch die Beweglichkeit unserer Gelenke verbessert sich und Erkrankungen wie ein Golf- oder Tennisarm heilen besser aus, wenn die Leberfunktion in einem ruhigen und gesunden Rhythmus ablaufen kann. Ideal zur Unterstützung der Leberfunktion eignen sich die Mushti-Mudra und die Feuerübung (siehe S. 56f.).

Mushti-Mudra – Entspannung für die Leber

Diese Mudra entspannt die Leber und aktiviert die Verdauungsorgane, die maßgeblich am Abbau von Hormonen und an der Umwandlung von Zucker in Stärke sowie von Kohlenhydraten in Fett beteiligt sind.

Ballen Sie beide Hände locker zu Fäusten. Legen Sie den Daumen über den Ringfinger. Schon das lockere Halten dieser Geste ist sehr wirksam.

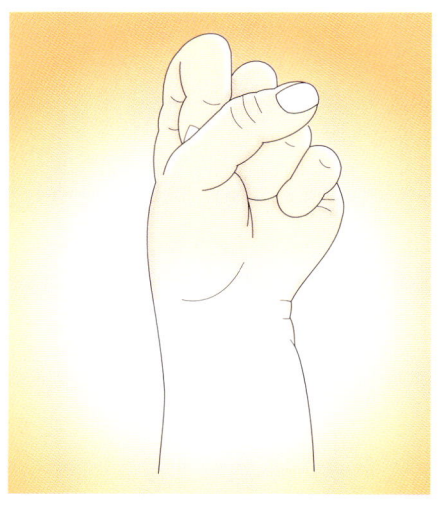

Bei starken Aggressionen können Sie eine zweite Variante üben. Durch Anspannung und gezielte Atmung wird die lösende Wirkung der Mudra noch verstärkt.

Atmen Sie ein, wenn Sie die Faust locker halten. Atmen Sie laut auf »Fffff« aus und spannen Sie die Faust an.

Wiederholen Sie dies mindestens 10-mal und schütteln Sie anschließend beide Hände locker aus. Üben Sie bei Bedarf 3-mal täglich 10 bis 15 Minuten und führen Sie nach der Übung noch mindestens 21 tiefe und ruhige Atemzüge durch.

Agnisara Kriya – die Feuerübung

Führen Sie die Feuerübung immer mit mindestens vier Stunden Abstand zur letzten Mahlzeit durch. Menschen, die an Bluthochdruck, an Herzproblemen und/oder Geschwüren in Magen und Zwölffingerdarm leiden, sollten die Feuerübung gar nicht ausführen, da sie den Stoffwechsel stark anregt.

Agnisara Kriya beseitigt Blähungen, Verstopfungen und Leberträgheit. Alle Unterleibsorgane werden gestärkt.

Setzen Sie sich auf einer Decke auf Ihre Fersen. Die Unterschenkel liegen zuerst dicht nebeneinander. Wenn Sie den Fersensitz nicht ausführen können, setzen Sie sich auf einen Stuhl; die Füße sollten während der Übung fest auf dem Boden stehen. Benutzen Sie gegebenenfalls eine Fußbank oder einen ähnlich geeigneten Gegenstand.

Im Fersensitz nehmen Sie nun die Knie so weit wie möglich auseinander, die Zehen sind so dicht wie möglich zusammen. Die Beine bilden ein V. Auch auf dem Stuhl gehen die Knie nach außen. Hier bleiben nun die Fersen dicht beieinander.

Legen Sie die Hände auf die Knie, die Arme sind gestreckt. Beugen Sie sich leicht nach vorn, öffnen Sie den Mund und strecken Sie die Zunge weit heraus. Während Sie nun schnell durch den Mund ein- und ausatmen, dehnen Sie gleichzeitig den Unterleib aus und ziehen ihn wieder zusammen. Die Bauchbewegung und die Atmung sollten sich in einem harmonischen Rhythmus miteinander befinden.

Atmen Sie 25-mal ein und aus. Trinken Sie danach ein Glas warmes Wasser. Setzen Sie sich einige Minuten ruhig hin und üben Sie die Mushti-Mudra (siehe S. 56). Üben Sie dies täglich wenigstens 1-mal, wenn Sie unter Darmträgheit und Störungen von Leber und Gallenblase leiden.

Der Rücken – Speicher der Gefühle

Bereits im Mutterleib nimmt der neue Mensch Eindrücke auf und macht Erfahrungen. Nach seiner Geburt entwickeln sich eigene, vom Leben geprägte Verhaltensweisen und -muster. Die Wirbelsäule übernimmt dabei die Rolle des Speichers für Emotionen und Erinnerungen. Unsere Sprache drückt es so aus: Das Leben hat mir die Schultern gebeugt, ich trage viel Last auf den Schultern etc. Und es kommt eine Zeit, da möchte

> **Mit Rolfing Rücken und Emotionen befreien**
> Die Biochemikerin und Physiologin Ida Rolf hat nach langjährigen Untersuchungen des Muskel- und Bindegewebes eine Bewegungs- und Massagetechnik entwickelt, die es ermöglicht, die in der Wirbelsäule festsitzenden Gefühle zu befreien: das Rolfing. Häufig kommt es dabei zu einem starken Tränenausbruch, wenn der Patient aus seiner Erstarrung »ausbricht« und sich seinen Gefühlen wieder zuwenden kann.

der Rücken nicht mehr schweigen. Durch Schmerzen wird er nun Aufmerksamkeit erregen. Unser Körper besteht aber nicht aus getrennten Systemen der Organe oder Knochenstrukturen. Alles ist miteinander verbunden. Die Lebensenergie Chi, das Prana, fließt durch alles hindurch. Aus der Akupunktur kennen wir die Folgen, wenn Energie im Körper blockiert wird. Es kommt zu Störungen, Krankheiten, Schmerzen. Hat sich im Körper oder in der Seele jedoch eine energetische Schieflage manifestiert – dies kann durchaus auch ein falsches Lebensbild sein –, zeigt sich diese auch deutlich in der Körperhaltung. Wir finden Skoliosen, Kyphosen und Lordosen (Fehlstellungen der Wirbelsäule) sowie Beckenschiefstände bei korrekten Beinlängen. Damit sich der Kopf einigermaßen gerade halten kann, versucht der Körper, diese Schiefstände über die Muskulatur zu kompensieren, und diese Anstrengung führt zu Überbelastung und Verkrampfung. Es kann zu Fehlhaltungen und in der Folge möglicherweise zu Beschwerden des ganzen Stütz- und Halteapparats kommen.

Die Orthopädie behilft sich dann mit Einlagen in den Schuhen, um Schiefstände auszugleichen – und verfestigt damit die falsche Haltung. Es werden schmerzstillende Spritzen gegeben, aber nur sehr selten wird wirklich nach der Ursache der Beschwerden geforscht. In den modernen Arztpraxen bleibt dafür einfach keine Zeit mehr. Die teuren Geräte müssen bezahlt werden, und das geht nur, wenn möglichst viele Patienten quasi durchgeschleust werden. Das frustriert häufig auch die Ärzte, die ihrem eigentlichen Wunsch, nämlich zu heilen, nicht mehr nachkommen können. Der Patient wird eigentlich nur noch verwaltet. Gerade deshalb ist es so wichtig, selbstverantwortlich für die eigene Gesundheit zu sorgen. Wenn Sie an Rückenbeschwerden leiden, gibt es einige wichtige Regeln zu beachten:

- Beschwerden, die länger als ein paar Tage bestehen oder die sogar im Laufe der Zeit schlimmer werden, sollten dringend von einem Arzt begutachtet werden.
- Bei Schmerzen im Schulter- und Nackenbereich, die mit Sehstörungen und/oder Schwindel und/oder Übelkeit einhergehen, könnte eine Bandscheibe verschoben sein oder ein Wirbel nicht mehr am richtigen Platz stehen. Auch hier ist eine ärztliche Untersuchung notwendig, um Schäden an den Nerven zu verhindern.
- Bei Schmerzen im Lendenwirbelbereich führen Sie bitte folgenden Selbsttest durch:

  1. Stellen Sie sich auf die Fersen und ziehen Sie den Vorderfuß dabei vom Boden hoch.

  2. Stellen Sie sich auf die Zehenspitzen.

  3. Legen Sie sich flach auf den Rücken und versuchen Sie, beide Beine gestreckt anzuheben.

  Wenn keine dieser drei Übungen die Schmerzen im Lendenwirbelbereich verstärkt, handelt es sich wahrscheinlich um einen sogenannten Hexenschuss – Mediziner sprechen vom Ischiassyndrom – und nicht um einen Bandscheibenvorfall. Halten Sie den Rücken warm. Wenn die Schmerzen nicht innerhalb von zwei Tagen weniger werden, sollten Sie auf jeden Fall einen Arzt aufsuchen.

Gefühle betrachten und neu bewerten

Viele Rückenbeschwerden können durch Mudrahaltungen und durch leichte Yogaübungen deutlich verbessert werden. Auch hierbei kann es zu Abreaktionen kommen. Wenn Sie Ihre Gefühle lange Zeit nicht beachtet, sondern einfach in Ihren Rückenspeicher eingelagert haben, ist es möglich, dass beim Lösen der muskulären Verspannungen plötzlich Erinnerungen und Gefühle an die Oberfläche treten. Nehmen Sie sich Zeit für sich selbst. Gehen Sie achtsam mit sich um und nutzen Sie diese Chance, Ihre Gefühle zu betrachten und neu zu bewerten. Aus heutiger Sicht mag manches anders sein, und dieser neue Standpunkt, die veränderte Sichtweise, ermöglicht es Ihnen vielleicht, die Bedeutung des damals Geschehenen zu verändern.

Ich habe früher sehr oft Rückenschmerzen gehabt. Heute treten sie nur noch selten auf, z. B. wenn ich im Garten mal wieder kein Ende finden konnte oder die schweren Bienenkästen mal wieder allein angehoben habe. Bei Frauen ist eine häufige Ursache für Rückenschmerzen eine reflektorische Verspannung zum Zeitpunkt des Eisprungs. Gönnen Sie sich dann etwas Ruhe und wärmen Sie den Unterbauch. Ich habe mir für meinen Rücken meine eigene Mudra kreiert. Sie verbindet die Elemente Luft und Erde und symbolisiert somit den Fluss der Energien durch die Wirbelsäule. Sie stärkt diese durch sanften Druck auf die Reflexzone der Wirbelsäule am Daumenaußenrand und an der Handwurzel und wirkt außerdem tief entspannend. Wenn ich diese Mudra übe, spüre ich fast sofort, wie sich mein Atem vertieft und mein Rücken aufrichtet.

Die Rücken-Mudra

Dazu legen Sie die Spitzen von Daumen, Zeigefinger und Ringfinger der linken Hand aufeinander. Der Daumen der rechten Hand liegt mittig auf

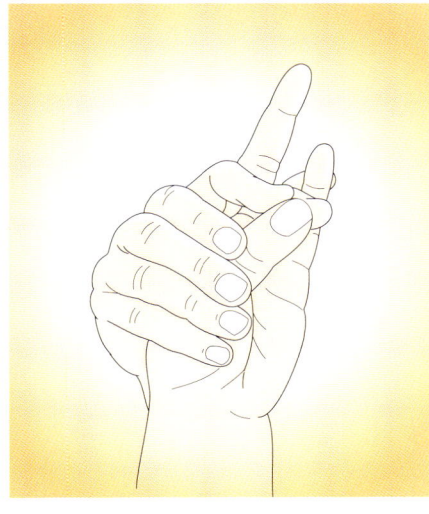

dem Handrücken in der Linie des Mittelfingers, die übrigen vier Finger werden entlang der Daumenaußenseite aufgelegt. Üben Sie nun sanften Druck mit den vier Fingern der rechten Hand auf diese Linie aus. Üben Sie die Rücken-Mudra so oft und so lange, wie es Ihnen angenehm ist.

Schlenkern Sie sich locker

Wenn Sie Beschwerden in den Schultern haben, besorgen Sie sich zwei Hanteln mit maximal je einem Kilogramm Gewicht oder die neuen »Smovey«-Sportringe. Schlenkern Sie diese mit locker gestreckten Armen vor und zurück, gern auch beim Walken. Regelmäßige Schlenkerübungen lockern die Muskeln und Bänder der Arme und Schultern und kräftigen gleichzeitig den Oberkörper.

Der »Nervenbefreier«

Um Verklemmungen in der Lendenwirbelsäule zu lösen, gibt es eine einfache Übung, die in Rückenlage ausgeführt wird. Sie liegen ausgestreckt barfuß auf dem Boden, Ihre Zehen zeigen zur Decke. Setzen Sie nun die Achillessehne des linken Fußes zwischen den großen und den zweiten Zeh des rechten Fußes – immer noch mit ausgestreckten Beinen. Achten Sie dabei auf lockere Schultern! Die Arme liegen locker seitlich am Körper.

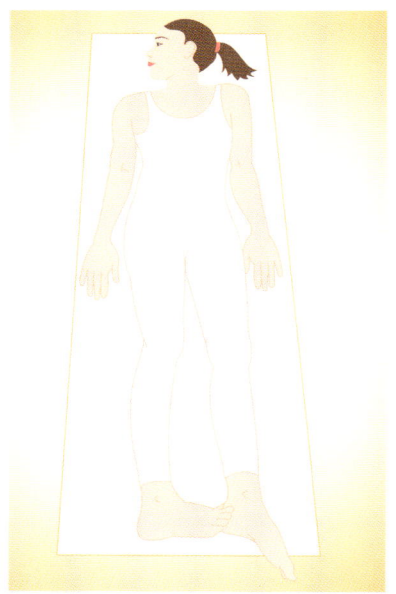 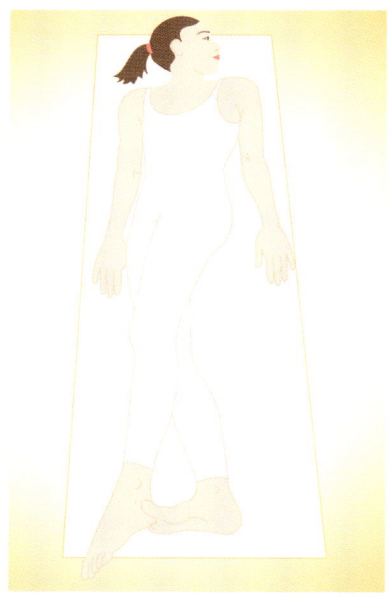

Mithilfe des linken Fußes ziehen Sie den rechten nun mit der Innenseite zum Boden (siehe Abb. oben links). Sie spüren dabei eine Dehnung der Außenseite am rechten Bein bis hinein in die Hüften. Atmen Sie in dieser Position 3-mal tief ein und aus.

Gehen Sie anschließend langsam zurück in die Ausgangshaltung. Drehen Sie nun den rechten Fuß auf die rechte Außenkante, der linke Fuß, noch immer festgeklemmt, muss mitgehen (siehe Abb. oben rechts). Das Becken hebt sich nun links etwas vom Boden ab. Drehen Sie nur so weit, wie es Ihnen angenehm ist. Atmen Sie auch in dieser Position 3-mal tief ein und aus. Wechseln Sie dann die Füße und wiederholen Sie die Übung.

Zum Abschluss stellen Sie die Füße auf und schwenken die Knie zusammen locker und leicht nach rechts und links. Kommen Sie über die Seite in den Stand und üben Sie für einige Atemzüge Garbhasana, die Stellung des Kindes (siehe S. 53f.).

Übung und Mudra für die Halswirbelsäule

Bei Beschwerden im Bereich der Halswirbelsäule legen Sie den Hinterkopf in Rückenlage auf einen kleinen Ball, der nur ganz wenig Luft enthält. Der Ball soll es dem Kopf ermöglichen, sich ohne Anstrengung von rechts nach links zu drehen.

Halten Sie während dieser Übung die folgende Mudra: Beugen Sie den Zeigefinger der linken Hand in Richtung Daumengrube; er rollt sich dabei ein wie eine Schnecke. Beugen Sie den Ringfinger in die Hand hinein zur Daumenwurzel. Der Mittelfinger drückt seitlich, der kleine Finger drückt frontal von oben gegen den Daumennagel.

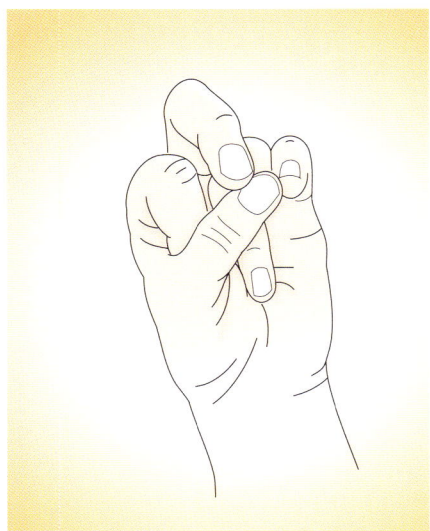

Bei der rechten Hand legen Sie den Zeigefinger und den Mittelfinger an den Seitenrand des Daumennagels und üben anschließend sanften Druck aus. Ringfinger und kleiner Finger werden gestreckt. Nach 5 Minuten wechseln Sie die Seiten.

**Meditative Übung mit der Halswirbel-Mudra –
für den ganzen Rücken**

Setzen Sie sich in eine Meditationshaltung oder bequem auf einen Stuhl. Sorgen Sie dafür, ungestört zu bleiben. Nehmen Sie mit den Händen die Haltung der Halswirbel-Mudra ein (siehe S. 63).

Visualisieren Sie nun Licht im dritten Auge, dem Punkt zwischen den Augenbrauen. Stellen Sie sich vor, wie das Licht schräg durch Ihren Kopf hindurch zum ersten Halswirbel, dem Atlas, fließt. Hier teilt es sich in zwei Lichtbahnen und strömt rechts und links der Wirbelsäule den Rücken hinunter. Begleiten Sie es mit Ihrer Aufmerksamkeit. Nehmen Sie sich Zeit. Halten Sie dort an, wo Schmerzen und Spannungen spürbar sind. Gehen Sie erst weiter, wenn das Licht an dieser Stelle ein Gefühl der Leichtigkeit und Entspannung erzeugt hat.

Vom Steißbein aus fließt das Licht über die Rückseite der Beine. Im Po löst es tiefe Verspannungen, die z. B. den Ischiasnerv beeinflussen und zu Schmerzen bis in die Beine hinein führen können. Das Licht tritt an den Fußsohlen aus und nimmt seine Last – alles, was es auf seinem Weg eingesammelt hat – mit hinein in die Erde.

Aus psychosomatischer Sicht finden wir in der Halswirbelsäule Themen, die mit Verwirrung, der Angst vor Ablehnung und der Weigerung zu tun haben, sich selbst klar zu sehen und zu reflektieren. Störungen in der Halswirbelsäule wirken sich auf andere Organsysteme aus. Wenn Sie an Hautkrankheiten, besonders im Gesicht, leiden, zu Heuschnupfen und anderen Allergien neigen, Augen- und Ohrenleiden entwickeln oder Tennisarmbeschwerden haben, kombinieren Sie die Übungen für die Halswirbelsäule mit einer Mudra zu dem betroffenen Organ oder den spezifischen Symptomen. Auch ein Besuch bei einem Osteopathen könnte angezeigt sein.

Muskelverspannungen – häufige Schmerzursache

Viele Probleme unseres Bewegungsapparates basieren weniger auf Störungen der Wirbelsäule, sondern vielmehr auf starken Muskelverspannungen. So dachte man lange Zeit, bei Beschwerden am Ischiasnerv sei der Nerv in einem Wirbelkanal eingeklemmt. Heute weiß man, dass diese Beschwerden häufig daraus resultieren, dass der tiefe Pomuskel zu stark angespannt ist. Der Ischiasnerv, der durch den Muskel hindurch verläuft, wird stark gedrückt und gereizt. Es kommt zu ausstrahlenden Schmerzen nach oben in den Rücken und nach unten bis in die Beine hinein.

Auch Wirbelverschiebungen können dadurch ausgelöst werden, dass wir die Muskulatur rechts und links der Wirbelsäule einseitig zu stark anspannen. So kann es geschehen, dass ein Wirbel zur Seite gezogen wird. Auch auf die inneren Organe haben die Muskeln Einfluss. Eine zu stark angespannte Bauchmuskulatur behindert die Verdauung, und zu starke Anspannungen in den Schultern und im Nacken führen zu vielerlei Beschwerden nicht nur im Kopfbereich (Kopfschmerzen), sondern auch im Verdauungssystem, da hier wichtige Nerven für die Versorgung unterschiedlichster Körperbereiche abzweigen. Sorgen Sie also immer wieder für eine Entspannung der Muskulatur. Die folgende Mudrakombination hilft Ihnen dabei, von Kopf bis Fuß Spannungen zu lösen und wieder tiefer zu atmen.

Muskelentspannungs-Mudra

In beiden Positionen dieser Mudrakombination hält die rechte Hand den linken Mittelfinger und umgekehrt. Die Art und Weise des Haltens ist jedoch unterschiedlich.

Position eins Legen Sie Ihren rechten Daumen der Länge nach auf die Unterseite des linken Mittelfingers. Die anderen vier Finger der rechten Hand schmiegen sich um die Oberseite des Mittelfingers. Die Spitze des linken Mittelfingers ruht genau in der Mitte der rechten Handfläche. Atmen Sie tief und gleichmäßig und betonen Sie dabei die Ausatmung. Nach etwa 3 Minuten oder 36 gleichmäßigen Atemzügen wechseln Sie die Hände. Diese Position hilft besonders, Anspannungen zu lösen, deren Bewegungsrichtung von oben nach unten verläuft.

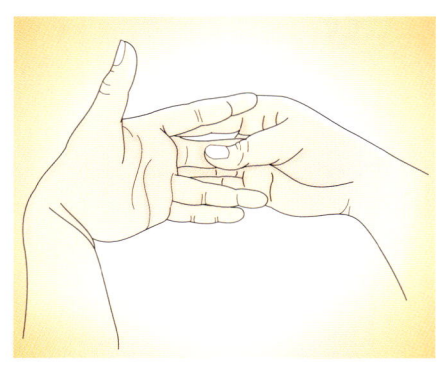

Position zwei Der Daumen der rechten Hand liegt nun der Länge nach auf der Oberseite des Mittelfingers der linken Hand. Die anderen vier Finger schmiegen sich an die Unterseite des Mittelfingers. Die linke Mittelfingerspitze ruht wieder in der Mitte der rechten Handfläche. Auch diese Position halten Sie etwa 3 Minuten oder 36 gleichmäßige Atemzüge lang. Betonen Sie dieses Mal bitte die Einatmung. Danach die Hände wechseln.

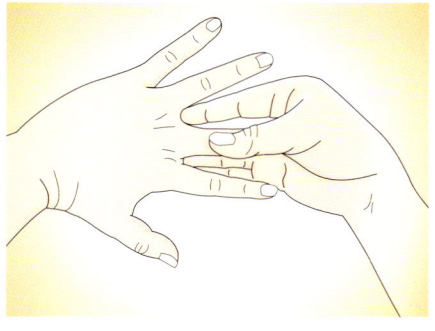

Meditative Muskelentspannung

Die folgende einfache Übung können Sie im Grunde zu jeder Zeit und an jedem Ort durchführen. Sie unterstützt auf eine tief greifende Art die Entspannung Ihrer Muskulatur. Ich übe sie regelmäßig aus, insbesondere nach einem sehr anstrengenden Arbeitstag mit den vielfältigsten Aufgaben oder nach einem Tag, an dem ich viele Stunden am Schreibtisch zubringen musste.

Setzen Sie sich bequem hin, die Füße ruhen fest auf dem Boden. Sie können sich auch lang auf dem Sofa ausstrecken. Bitte verzichten Sie in beiden Haltungen auf das Überkreuzen der Beine und lehnen Sie im Sitzen Ihren Rücken bequem an.

Wenn Sie die Beine ausgestreckt haben, stellen Sie das linke Bein nun auf. Legen Sie in beiden Positionen die rechte Hand seitlich an das linke Knie, an die Schenkelinnenseite. Die linke Hand legen Sie unterhalb der Kehlgrube flach auf das Brustbein, sodass der Daumen auf der einen Seite und Zeige- sowie Mittelfinger auf der anderen Seite das Schlüsselbein berühren. Schließen Sie die Augen und stellen Sie sich vor, wie Ihr Atem in Ihrer Muskulatur fließt.

Beginnen Sie mit dem Bereich von Schultern und Nacken. Atmen Sie Ihre Aufmerksamkeit dorthin und entspannen Sie bewusst diese Region. Sie kennen das Gefühl, entspannt zu sein – führen Sie es bewusst herbei. Spüren Sie in sich hinein. Verfolgen Sie mit Ihrer Aufmerksamkeit die Art und Weise, wie Ihre Muskeln beginnen, sich zu entspannen. Nach einigen Minuten wechselt die rechte Hand zum Brustbein, während die linke Hand zur Innenseite des rechten Knies wandert. Atmen Sie weiterhin ruhig und gleichmäßig und beobachten Sie den Verlauf Ihrer Entspannung.

Wenn Sie diese Übungen täglich anwenden, werden Sie bald gravierende positive Veränderungen feststellen.

Müde Augen

Wer den ganzen Tag am Computer arbeitet, wird recht bald feststellen, dass seine Sehkraft beeinträchtigt ist und die Augen müde geworden sind. Der Bildschirm gaukelt unserem Auge eine 3D-Ansicht vor, die nicht vorhanden ist. Dies führt dazu, dass das Gehirn die Informationen aus einem Auge nicht mehr annimmt. Das Auge wird abgeschaltet. Darüber hinaus werden die Durchfeuchtung des Auges und die Durchblutung der Linse reduziert. Das Auge wird trocken. Es kommt zu Reizungen und Übermüdung. Wer viel am PC arbeitet oder spielt, dem rate ich, sich von einem Sehtrainer Übungen zeigen zu lassen, die das Auge entspannen und die Muskulatur wieder flexibel machen.

Ein kleiner Einstieg dazu ist folgender: Klopfen Sie mit Ihren Fingern rund um die Augen auf dem Brauenbogen und unter dem Auge. Reiben Sie die Punkte rechts und links der Nasenwurzel und streichen Sie von dort mit dem Zeigefinger neben der Nase in sanftem Schwung nach unten. Bewegen Sie Ihre Augen in weiten Kreisen, zu den Seiten und diagonal. Lockern Sie Ihren Nacken und die Schultern. Gähnen Sie öfter herzhaft, das regt den Tränenfluss an. Und entspannen Sie die Augen mit einer speziellen Augen-Mudra.

Augen-Mudra bei Computerarbeit

Legen Sie eine Hand an die Schädelbasis. Der Daumen liegt dabei direkt unterhalb des knöchernen Randes. Hier, am Hinterkopf, liegt das Sehzentrum. Steuerungsimpulse aus dem Gehirn werden über diese Zone an den Körper weitergegeben. Legen Sie die andere Hand quer über beide geschlossene Augen. Lassen Sie Ihre Schultern entspannt und atmen Sie tief und ruhig. Bleiben Sie mindestens 3 Minuten in dieser Haltung.

Es empfiehlt sich, alle zwei Stunden eine Pause von 6 Minuten einzulegen, 3 Minuten für die obigen Übungen und 3 Minuten für die Mudra. Sie werden schnell feststellen, wie gut es Ihnen und Ihren Augen tut.

Immunsystem – unser wichtigster Verbündeter

Unser Immunsystem setzt sich aus vielen verschiedenen Bausteinen zusammen. Dieses biologische Abwehrsystem verhindert, dass Krankheitserreger lebenswichtiges Gewebe schädigen. Es entfernt in den Körper eingedrungene Mikroorganismen und körperfremde Substanzen und zerstört Zellen, die Fehlfunktionen entwickelt haben. In diesem komplexen Netzwerk spielen verschiedene Organe, Zelltypen und Moleküle eine wichtige Rolle.

Wird unser Immunsystem geschwächt, so kann es seine Aufgaben nicht mehr vollständig ausführen. Eine gesunde Lebensweise und eine positive Lebenseinstellung sind die Basis für ein gesundes Immunsystem. Immer wieder finden sich in der Werbung zu Nahrungsergänzungsmitteln und Medikamenten Versprechungen wie: »perfekte Unterstützung für Ihr Immunsystem« oder »einzigartige Stärkung Ihres Immunsystems«. Seien Sie wachsam, denn Produkte, die dafür sorgen, dass unsere Abwehrzellen permanent auf Hochtouren arbeiten, bewirken in dem Moment, in dem tatsächlich Krankheitserreger bekämpft werden sollen, genau das Gegenteil.

Das pflanzliche Mittel Echinacin beispielsweise kann im akuten Fall tatsächlich Ihre Abwehrkräfte stärken; wird es aber vorbeugend eingenommen, hat es den gegenteiligen Effekt – als würde ein Sprint-Star einen

Marathon laufen und sollte dann am Schluss noch einmal in perfekter Zeit einen Sprint anhängen. Der Läufer würde einfach nur erschöpft zusammenbrechen. Und genauso ergeht es Ihrem Immunsystem.

Unverzichtbares Vitamin D

Sie können dennoch eine ganze Menge tun, um für sich selbst zu sorgen und Ihr Immunsystem funktionsfähig zu halten. Wenn Sie sich regelmäßig natürlichem Sonnenlicht aussetzen, indem Sie beispielsweise täglich eine halbe Stunde spazieren gehen oder sich gut eingecremt im Halbschatten ein Sonnenbad gönnen, aktivieren die Sonnenstrahlen Ihre natürlichen Abwehrkräfte. Bestimmte Abwehrzellen besitzen auf ihrer Oberfläche einen sogenannten Toll-like Receptor. Dieser wird bei einer Bakterieninfektion aktiviert und veranlasst die Abwehrzelle, eine Vorstufe von Vitamin D zu produzieren. Das Sonnenlicht wandelt die Vitamin-D-Vorstufe in das aktive Vitamin D um, das sich nun an den Rezeptor heftet. Dadurch wird die Abwehrzelle dazu angeregt, das antibakteriell wirkende Cathelizidin zu bilden. Gleichzeitig beginnt die Zelle, Vitamin D besser zu erkennen, um mehr davon in sich aufnehmen zu können. Allerdings gilt dies nicht für UV-B-Strahlen: Diese wirken nachweislich schwächend auf T-Zellen, die die Aufgabe haben, kranke Zellen zu zerstören. UV-A- und UV-B-Strahlen sind Bestandteile unseres Sonnenlichts, wobei UV-B-Strahlen energiereicher als UV-A-Strahlen sind. Deshalb können UV-B-Strahlen schnell zu Zellschäden führen.

Ein Spaziergang oder ein Halbschatten-Sonnenbad sind gute Gelegenheiten, eine Mudra für das Immunsystem zu halten. Die dabei entstehende Entspannung des gesamten Körpersystems wirkt sich ebenfalls positiv auf das Immunsystem aus. Stress ist heute die Hauptursache für ein gestörtes, geschwächtes oder überreagierendes Immunsystem. Doch diesem Thema widme ich einen besonderen Abschnitt in diesem Buch, wenn ich Ihnen von der Herzbrücke erzähle (siehe S. 111ff.).

Bhramara-Mudra – für ein starkes Immunsystem

Halten Sie bei Ihrem Spaziergang oder dem Sonnenbad die Bhramara-Mudra, die Biene. Sie hat ihren Ursprung im indischen Tempeltanz und wird immer mit beiden Händen ausgeführt. Wenden Sie sie immer dann

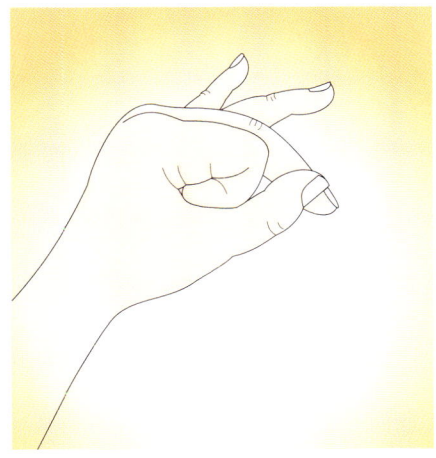

an, wenn Sie sich kalt fühlen und fröstelnd. Bienen erwärmen ihren Körper durch die Bewegung ihrer Flugmuskeln – den gleichen Effekt hat die Bhramara-Mudra auf Ihren Körper.

Legen Sie den Zeigefinger in die Daumengrube. Der Daumen drückt sanft an die Seite des Mittelfingernagels. Die anderen beiden Finger sind gestreckt. Üben Sie diese Mudra möglichst oft: Täglich 3- bis 5-mal 10 Minuten sorgen für eine gute Immunstabilität. Führen Sie die Mudra in Kombination mit einer Lichtmeditation (siehe S. 64) mindestens 20 Minuten am Stück aus.

Allergie – das Immunsystem steht Kopf

Wenn Sie an Allergien leiden, bedeutet dies, dass Ihr Immunsystem überreagiert und gesunde Stoffe sowie auch eigene Zellen oder Moleküle als

Feinde betrachtet. Eine erfolgreiche Allergiebehandlung darf daher nicht ausschließlich aus einer Gewöhnungstherapie (Desensibilisierung) bestehen. Sie wirkt immer nur im Einklang von Körper und Seele. Stellen Sie sich deshalb folgende Fragen:

- In welchen Lebensbereichen habe oder hatte ich Angst?
- In welchen Lebensbereichen fühle oder fühlte ich mich hilflos?
- In welchen Lebensbereichen fühle ich mich überfordert?
- Wann in meinem Leben sind diese Gefühle aufgetreten?
- Wer war daran beteiligt?
- Welche Gefühle werden heute in mir ausgelöst, wenn ich Erinnerungen an diese Ereignisse in mir wecke?

Die Beantwortung dieser Fragen ist nicht immer einfach. Doch ist sie ein erster Schritt zur Lösung des Musters, das zu dieser Allergie geführt hat.

Beginnen Sie die Behandlung Ihrer Allergie mit einer Mudra, die in meiner Praxis entstanden ist. Es mag jedoch sein, dass Sie Ihre Arbeit an Ihren Themen noch tiefgründiger durchführen müssen. Dann finden Sie weitere Anregungen dazu im Kapitel zur Herzbrücke (siehe S. 111ff.).

Allergie-Mudra

Bei dieser Mudra führen rechte und linke Hand verschiedene Gesten aus. Spreizen Sie Daumen und Zeigefinger der linken Hand wie zu einer Zange auseinander. Legen Sie diese Zange unterhalb des Schlüsselbeins, rechts und links vom Brustbein, mit sanftem Druck auf. Eventuell spüren Sie dort auch kleine Vertiefungen – dies ist der Akupunkturpunkt Niere 27. Beugen Sie Mittelfinger und Ringfinger in die Hand hinein und strecken Sie den kleinen Finger am Brustbein entlang nach unten.

Spreizen Sie Daumen und kleinen Finger der rechten Hand wie eine Zange auseinander. Setzen Sie diese Zange nun etwa 2 Zentimeter ober-

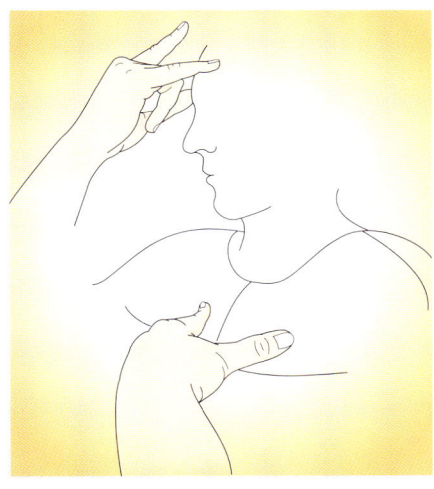

halb der Augenbrauenmitte auf die Stirn. Beugen Sie Mittelfinger und Ringfinger in die Hand hinein. Strecken Sie den Zeigefinger gerade nach oben. Imaginieren Sie eine Verbindungslinie zwischen dem Zeigefinger oben und dem kleinen Finger am Brustbein.

Sprechen Sie nun folgenden Satz: »Ich hatte ein Problem mit ... (Katzenhaaren, Weizen, Milch, Gräserpollen ...)«. Atmen Sie tief ein und aus und beginnen Sie dann, Ihre Augen von rechts nach links zu bewegen. Wiederholen Sie dabei laut oder im Geist den Namen Ihres Problemstoffs, z. B. »Gräserpollen, Gräserpollen, Gräserpollen«.

Sie werden feststellen, dass dies gar nicht so einfach ist. Die Augen wollen sich nicht immer so bewegen, wie Sie es sich wünschen. Bleiben Sie hartnäckig und versuchen Sie, bei jedem Durchgang wenigstens 50 Augenbewegungen auszuführen; 1 Augenbewegung bedeutet je 1-mal rechts und links.

Zum Abschluss legen Sie beide Hände auf die Brust, atmen tief ein und aus und sagen: »... (Gräserpollen o. Ä., Ihr Problemstoff) sind Geschenke der Natur, wie ich es bin. Wir leben als Freunde miteinander.« Auch diesen Satz sprechen Sie mehrfach mit dem Brustton der Überzeugung. Wiederholen Sie diese Übung täglich, besonders während Ihrer Allergiezeit, am besten jedoch über das ganze Jahr. Beginnen Sie im nächs-

> **Der Allergie auf den Grund gehen**
>
> Eine meiner Patientinnen litt vor einigen Jahren an einer multiplen Nahrungsmittelunverträglichkeit. Es stellte sich heraus, dass ihre Eltern früher beim Abendessen immer miteinander gestritten hatten. Aus diesem Grund entwickelte sie eine Aversion gegen das Essen überhaupt. Nachdem wir diese Ursache aufgedeckt und die emotionale Belastung, die damit verbunden war, aufgelöst hatten, konnte meine Patientin ihr Essen wieder genießen, frei von jeglicher Übelkeit und frei von Bauchschmerzen.

ten Jahr schon bei den ersten Anzeichen einer Allergie mit dem Üben der Mudra. Wenn keine besonderen emotionalen Muster dahinterstecken, dürften Sie spätestens im folgenden Jahr allergiefrei sein.

Sama Ortti Pranayama – die Tiefenatmung

Wer unter Allergenen leidet, die über die Lunge aufgenommen werden, kann seine Lungenkraft durch eine Atemübung stärken. Diese Übung wirkt sich gleichzeitig positiv auf den gesamten Organismus aus, was natürlich auch dabei hilft, eine Fehlsteuerung des Immunsystems zu heilen.

Setzen Sie sich aufrecht auf einen Stuhl, damit der Brustkorb gerade und weit ist. So können Sie leichter atmen. Die Füße stehen fest auf dem Boden. Atmen Sie ganz langsam durch die Nase ein. Nehmen Sie sich gut 5 Sekunden Zeit, um die untere Lungenhälfte zu füllen. Dehnen Sie dabei Brust und Bauch weit aus. Konzentrieren Sie sich nun darauf, die obere Lungenhälfte zu füllen. Dabei dehnt sich die Brust, der Bauch wird straff. Halten Sie etwa 5 Sekunden lang den Atem an. Atmen Sie danach ganz langsam vollständig durch den Mund aus.

Wiederholen Sie diese Übung 4- bis 5-mal und führen Sie sie mehrmals täglich aus.

Hatschi-Mudra

Das »Hatschi« dieser Mudra kommt dieses Mal nicht aus dem Sanskrit, sondern stellt unser lautmalerisches Wort für das Niesen dar – denn ein akuter Anfall von Niesreiz kann ausgesprochen lästig sein. Die Mudra hilft Ihnen dabei, den Niesreiz zu überwinden.

Klappen Sie Ihre Ohrmuschel zum Kopf, also von hinten nach vorn; so entsteht oben am Ohr eine Spitze. Kneifen Sie kräftig mit einem Fingernagel in diese Spitze, es darf ruhig ein bisschen wehtun. An dieser Stelle liegt ein Akupunkturpunkt, der sich bei Niesreiz bestens bewährt hat. Das Kneifen simuliert die Akupunkturnadel und aktiviert die Energien in diesem Punkt.

Rollen Sie nun den Mittelfinger ein und schieben Sie das oberste Mittelfingerglied in die Daumengrube. Das kann zu Beginn ein wenig

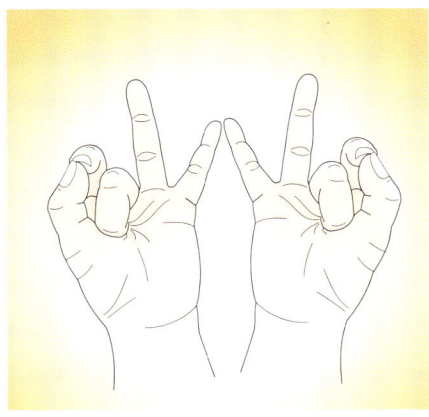

schwerfallen, wenn die Finger etwas steif sind. Der Zeigefinger berührt die Daumenspitze, Ringfinger und kleiner Finger sind gestreckt. Halten Sie diese Position 1 Minute lang und atmen Sie dabei betont aus. Anschließend kneifen Sie erneut die Ohrspitze, gefolgt vom Halten der Mudra. Wiederholen Sie die Übung, bis der Niesreiz nachlässt.

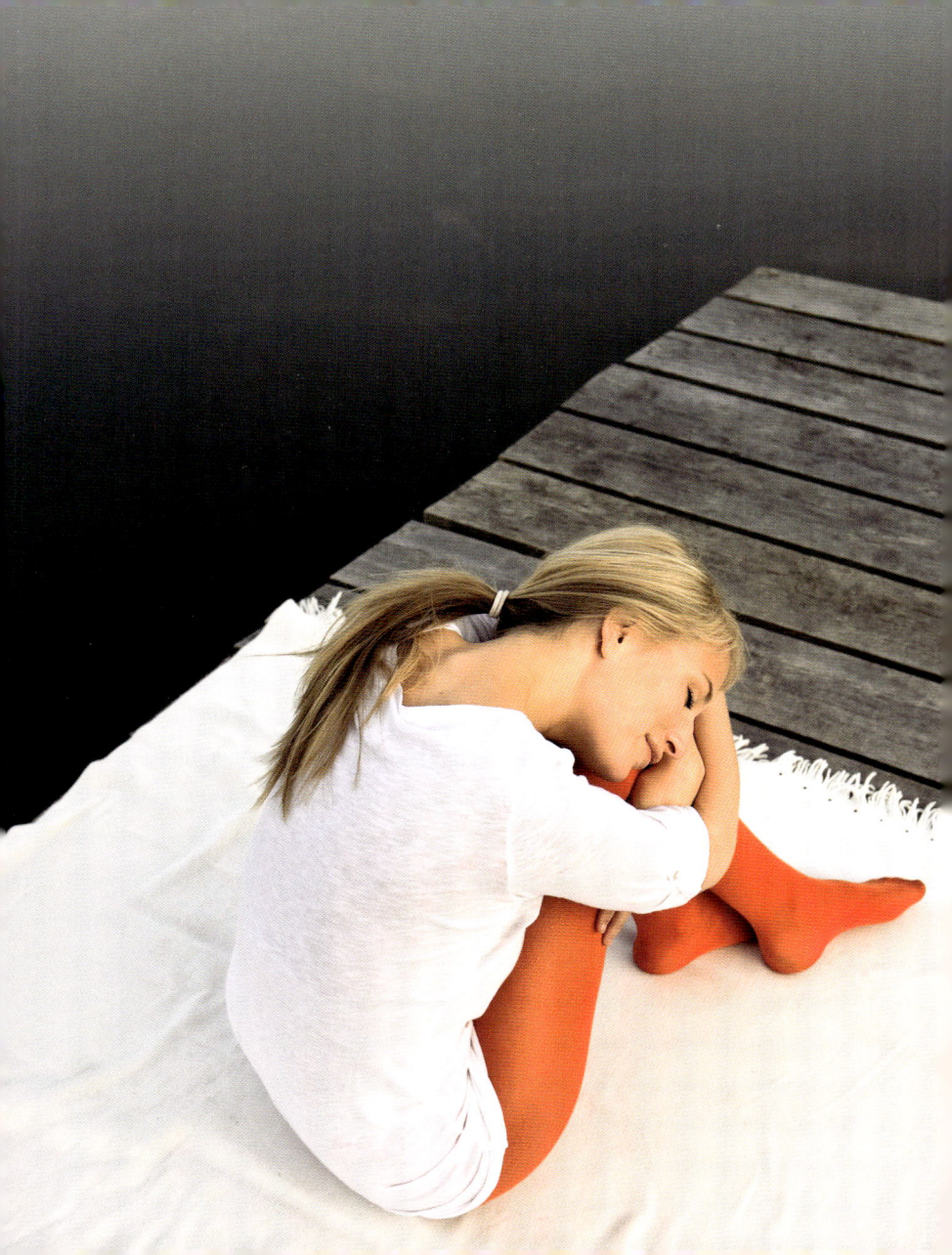

Mudras für Ausgeglichenheit

Mit den steigenden Anforderungen unseres hektischen Alltags verlieren wir vor allem eines: die Ruhe, die körperliche Ausgeglichenheit. Dies kann zu vielfältigen Störungen führen, insbesondere auch zu Schlafstörungen. Das Gedankenkarussell steht nicht still, Körper und Geist kommen nicht zur Ruhe, und wenn wir überhaupt schlafen, fühlen wir uns am nächsten Morgen dennoch erschöpft.

Doch auch hier können Mudras Abhilfe schaffen: Neben speziellen Mudras für einen erholsamen Schlaf finden Sie in diesem Kapitel Fingerhaltungen und Übungen, die gezielt das Zur-Ruhe-Kommen und Revitalisieren des gesamten Körpers unterstützen. Eine entscheidende Rolle für unsere innere Ruhe und körperliche Ausgeglichenheit spielt die Atmung: Über den Atem können wir immer wieder in unsere Mitte kommen, uns zentrieren und erden und uns auf das Wesentliche besinnen.

Die Würze aller Wesen – Schlaf

Schlafstörungen haben einen entscheidenden Einfluss auf unsere Lebensqualität. Wer nicht gut einschläft oder nachts wach wird und dann nicht wieder einschlafen kann, fühlt sich am nächsten Tag energielos und zerschlagen. Auch die Konzentration auf die täglichen Aufgaben wird durch Schlafstörungen stark beeinträchtigt.

Bei Schlafstörungen müssen wir unterscheiden, ob es sich um Einschlafstörungen oder um Durchschlafstörungen handelt. So unterschiedlich wie die Ursache und die Ausprägung einer Schlafstörung sein können, so unterschiedlich ist häufig auch die Art der Behandlung. Nun würde es den Rahmen dieses Buches sprengen, auf alle Möglichkeiten einzugehen. Ich möchte Ihnen aber einige wichtige Anregungen geben, die Ihnen zu einem besseren Schlaf verhelfen können.

Einschlafstörungen – das Gedankenkarussell

Wenn Sie an Einschlafstörungen leiden, fällt es Ihnen schwer, in den Schlaf hineinzufinden. Gehen Ihnen viele Gedanken durch den Kopf? Können Sie den Alltag nicht loslassen? Dann führen Sie die folgende Übung aus, bevor Sie schlafen gehen.

Der Kopfleerer

Setzen Sie sich auf den Bettrand und klopfen Sie mit den vier Fingerspitzen der rechten Hand gegen den Außenrand – die »Karatekante« – der linken Hand. Erzählen Sie sich dabei alles, was Sie am Tag erlebt haben, seit Sie morgens aufgestanden sind. Besonders Dinge, die Ihre Gefühle stark berührt haben – seien es positive oder negative, sei es Freude oder Ärger –, sollten Sie sich intensiv erzählen.

Verweilen Sie länger und ausführlicher bei den Themen, die Ihnen normalerweise im Bett noch weiter durch den Kopf gehen würden, beispielsweise ungelöste Probleme.

Wenn Sie mit diesem Teil der Übung fertig sind, Ihre Erzählung also am Abend angekommen ist, wechseln Sie die Hände und klopfen mit den linken Fingern gegen die rechte Handkante. Sprechen Sie dabei folgende oder ähnliche Sätze: »Der Tag ist vorbei; ich habe getan, was ich konnte; alles andere hat Zeit bis morgen; jetzt darf ich schlafen; ich erlaube mir, loszulassen und tief zu schlafen.« Wiederholen Sie diese Sätze mindestens 5-mal. Legen Sie sich anschließend ins Bett und führen Sie im Bett die folgende Mudra aus.

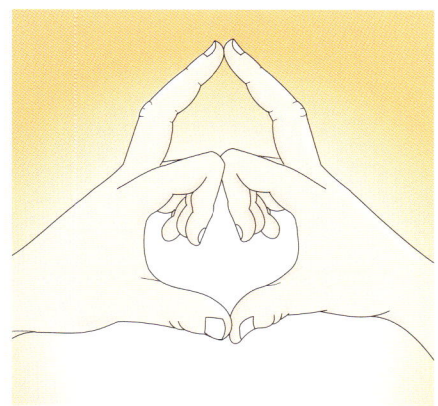

Weite, Ruhe und Raum mit der Kalesvara-Mudra

Legen Sie jeweils die Spitzen der Daumen und die Spitzen der Mittelfinger aneinander. Halten Sie die Mittelfinger gestreckt, während Sie die anderen Finger nach innen biegen und mit den zweiten Fingergliedern sanft gegeneinander drücken. Legen Sie sich die Hände dabei auf den Bauch, sodass die gestreckten Finger zu den Füßen weisen. Die Ellenbogen bleiben entspannt. Atmen Sie ruhig und gleichmäßig. Wenn Sie möchten, zählen Sie Ihre Atemzüge. Schaffen Sie 36 Atemzüge, ohne an etwas anderes zu denken? Wahrscheinlich nicht. Sie werden sich müde in Ihre Lieblingsschlafhaltung begeben und – einschlafen.

Dem Gott Kalesvara wird Macht über die Zeit nachgesagt. Er sorgt dafür, dass Zeit für uns keine Bedrohung und Enge mehr darstellt, sondern Weite, Ruhe und Raum bedeutet.

Einschlafritual für Eilige

Eine wunderbare Übung bei Schlafstörungen, die stressbedingt sind, ist die folgende. Sie ist durch meine Arbeit mit stresskranken Menschen entstanden. Diese können abends oft nicht einschlafen, weil der Kopf nicht aufhören kann zu denken. Wenn Sie merken, dass Sie sich schon wieder schlaflos von einer Seite auf die andere wälzen, stehen Sie auf. Wenn Ihnen das schwerfällt, aus Angst, dann gar nicht mehr zur Ruhe zu kommen, seien Sie beruhigt: Das Gegenteil ist der Fall. Das Aufstehen unterbricht das aktuelle Nicht-Einschlaf-Muster. Und dieses Muster gilt es, durch ein neues Ritual zu ersetzen.

Stellen Sie sich aufrecht hin. Sie werden nun das »Kopfwäscheritual« üben. Streichen Sie mit den flachen Händen vom Scheitel abwärts über den Kopf zu den Schultern – seitlich über die Ohren und über den Hinterkopf, bei störenden inneren Bildern auch über die Augen. Sprechen Sie dabei etwas wie folgt: »Arbeit – abgefegt! Berechnungen – abgefegt! Gespräch mit Frau Meier – abgefegt!« Erwähnen Sie alles, was Ihnen vorher im Bett durch den Kopf ging. Wenn Sie feststellen, dass Ihnen nun nichts mehr einfällt, legen Sie eine Hand auf die Brust, die andere oben auf den Scheitel und sagen Sie: »Fegen beendet, Kopf ist frei!« Atmen Sie anschließend tief ein und aus.

Trinken Sie nun ein kleines Glas warmes Wasser und gehen Sie zur Toilette. Sagen Sie sich dann laut mit Blick in den Spiegel: »Nun ist der Tag zu Ende, und ich darf ruhen.« Machen Sie dies zu Ihrem Ritual vor dem Schlafengehen, dann brauchen Sie bald nicht mehr eigens für die Übung aufzustehen.

Durchschlafstörungen – gestörte Schlafmuster

Menschen mit Durchschlafstörungen haben in der Regel keine Probleme einzuschlafen. Sie wachen jedoch in der Nacht auf und bleiben dann lange wach liegen. Ein Grund dafür kann eine falsche Ernährung in den Abendstunden sein. Eine Störung der Leberfunktion führt beispielsweise zum Aufwachen gegen 3 Uhr morgens. Essen Sie abends nicht mehr fett und meiden Sie Kohlenhydrate. Ein Bier oder ein Glas Wein schadet nicht. Sollten Sie jedoch regelmäßig mehr Alkohol am Abend zu sich nehmen, kann auch dies die Schlafmuster gravierend stören.

Sollten Sie zu jenen Menschen gehören, die nach dem Aufwachen mitten in der Nacht von kreisenden Gedanken geplagt werden, so wenden Sie die Übungen im Kapitel »Einschlafstörungen« (siehe S. 78ff.) an. Wenn Sie an Durchschlafstörungen ungeklärter Ursache leiden, möchte ich Ihnen eine Mudra von Kim da Silva empfehlen, der ein weit gereister Mudraexperte ist.

Durchschlafmudra von Kim da Silva

Bei dieser Mudra üben rechte und linke Hand unterschiedliche Gesten aus. Legen Sie die Spitzen von Daumen und kleinem Finger der linken

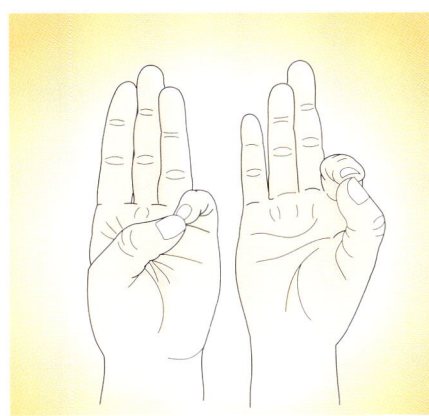

Hand genau gegeneinander. Die anderen drei Finger sind gestreckt. Legen Sie die Spitzen von Zeigefinger und Daumen der rechten Hand ebenfalls genau gegeneinander. Auch hier sind die anderen drei Finger gestreckt. Diese Mudra balanciert die beiden Steuermeridiane aus, die für den Tag-Nacht-Rhythmus verantwortlich sind. Üben Sie sie mindestens 3-mal täglich für 7 bis 10 Minuten. Sie werden dadurch tagsüber nicht einschlafen, da ja auch der Tagesrhythmus stabilisiert wird. Im besten Falle werden Sie tagsüber dann auch weniger müde sein. Üben Sie die Mudra auch im Bett. Legen Sie Ihre Hände mit den kreisbildenden Finger nach unten auf die Matratze. Auf diese Weise können sich die Kreise nicht so schnell lösen.

Balance, Revitalisierung, Entspannung

Unser Körper ist das Haus, in dem wir wohnen. »Ich bin eine Seele und ich habe einen Körper«, erzähle ich meinen Kursteilnehmern, denn viele glauben, sie sind ein Körper und haben eine Seele. Es ist aber genau andersherum. Warum ich mir so sicher bin? Nun, in diesem Punkt hatte ich einen wunderbaren Lehrer, meinen jüngeren Sohn. Meine zweite Schwangerschaft endete in der 10. Woche. Ich war am Boden zerstört. Doch dann spürte ich, dass diese Seele, die da eigentlich kommen wollte, noch immer da war, noch immer deutlich um mich herum wahrnehmbar. Ich entschied mich also, nicht ein halbes Jahr zu warten, wie die Ärzte empfohlen hatten, und war sechs Wochen später wieder schwanger. Während dieser Schwangerschaft konnte ich sehr deutlich wahrnehmen, wie die neue Seele sich mal in meinem Bauch befand und dann wieder außerhalb meines Körpers. So blieb es bis etwa vier Wochen vor dem Geburtstermin. Von da an blieb die Seele meines Sohnes innerhalb seines eigenen Körpers. Auch nach der Geburt lehrte er mich, denn wir hatten eine telepathische Verbindung zueinander. Wenn ich ihn ansah und dabei dachte: Kann ich heute mal durchschlafen, oder wirst du wach?, so erschien die Antwort mit einer klaren Uhrzeit, wann er aufwachen würde, in meinem Kopf. Und so geschah es dann auch.

Wenn wir also Seelen sind, die im Haus des Körpers wohnen, so sollten wir mit diesem Haus ebenso pfleglich umgehen wie mit den Häusern, die wir als Menschen bewohnen. Wir sollten nicht so lange warten, bis das Fundament marode ist oder uns das Dach über dem Kopf einstürzt. Eine körperliche und eine geistige Ausgeglichenheit sind ganz wichtig, damit wir diesen Körper bis in ein hohes Alter hinein mit Freude bewohnen können. Die folgende Mudrafolge soll Ihnen dabei behilflich sein.

Mudrafolge für Ausgeglichenheit: Körper-Mudra 1

Die erste Mudra unterstützt die Atemfunktionen. Ein tiefer Atem versorgt den Körper mit dem nötigen Sauerstoff und er sorgt dafür, dass das vegetative Nervensystem ausgeglichen arbeitet.

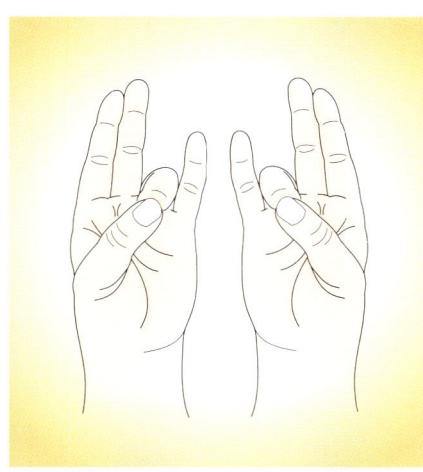

Beugen Sie den Ringfinger leicht ein. Legen Sie das obere Daumenglied auf den Nagel des Ringfingers, sodass ein Kreis entsteht. Geben Sie beim Ausatmen Spannung in den Kreis, indem Sie den Ringfinger sanft gegen das Daumenglied drücken. Beim Einatmen lösen Sie die Spannung wieder. Üben Sie diese Mudra mit beiden Händen etwa 5 Minuten lang.

Mudrafolge für Ausgeglichenheit: Körper-Mudra 2

Setzen Sie für diese Mudra die Spitze des rechten Mittelfingers genau in die Gelenkfalte zwischen oberem und zweitem Daumenglied derselben Hand. Die anderen Finger sind locker gestreckt. Legen Sie den Daumennagel der linken Hand auf den rechten Daumen vor den rechten Mittelfinger. Die anderen Finger sind locker gestreckt (siehe Abb. S. 84 oben). Halten Sie diese Mudra für mindestens 3 Minuten und atmen Sie dabei tief und gleichmäßig ein und aus.

Wechseln Sie anschließend die Seiten. Die Mudra hilft Ihnen, Ihren Körper komplett zu revitalisieren und reduziert Müdigkeit.

Mudrafolge für Ausgeglichenheit: Körper-Mudra 3

Die dritte Mudra unserer Reihe unterstützt Sie darin, den Lebensatem – Chi, Prana – in sich aufzunehmen und jegliche Anspannungen im Körper loszulassen.

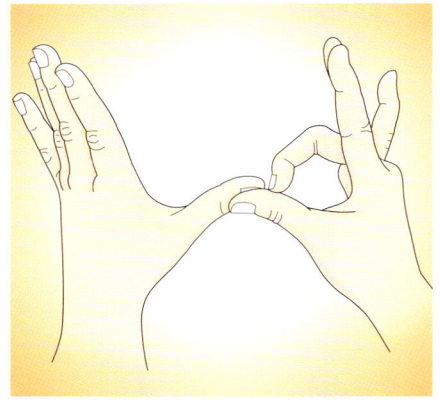

Legen Sie die Nägel der Mittelfinger gegeneinander, indem Sie die Finger einbeugen (siehe Abb. unten). Legen Sie nun die Spitzen der Ringfinger aufeinander und ebenso die Spitzen der kleinen Finger. Strecken Sie die Zeigefinger und die Daumen, sodass Sie etwas Spannung in diesen Fingern spüren.

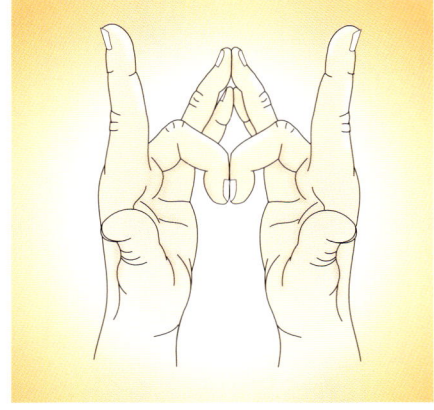

Halten Sie die Mudra vor Ihrer Brust, die Schultern sind entspannt. Atmen Sie tief und gleichmäßig ein und aus und stellen Sie sich dabei vor, wie ein zusätzlicher Teil des Lebensatems über die Spitzen der gestreckten Finger in Ihren Körper hineinfließt und Ihre Zellen revitalisiert. Auch diese Mudra sollten Sie wenigstens 3 Minuten üben und öfter am Tag wiederholen.

Die Kraft der Atmung

Pranayama ist die Kontrolle der Lebenskraft durch Atmung. Die gezielten Atemübungen regen den gesamten Organismus an und wirken sich äußerst positiv auf die Funktionen des vegetativen Nervensystems aus. Ergänzen Sie deshalb Ihr Mudrayoga durch regelmäßige Atemübungen. Sie werden über die tief greifende Wirkung dieser Übungen erstaunt sein.

Surya Bhedana Pranayama – wechselseitige Nasenatmung

Diese Atemübung beruhigt das Nervensystem, hilft bei Schlaflosigkeit, entspannt und erfrischt den Körper, lindert Kopfschmerzen, reinigt das Blut, fördert die Verdauung, regt den Appetit an und hilft bei depressiven Verstimmungen und Angstzuständen.

Setzen Sie sich in eine Meditationshaltung oder den japanischen Fersensitz, wenn Sie können. Anderenfalls setzen Sie sich gerade auf einen Stuhl. Die Füße stehen parallel nebeneinander auf dem Boden.

Heben Sie die rechte Hand und verschließen Sie mit dem Ringfinger das linke Nasenloch. Atmen Sie durch das rechte Nasenloch ein. In Gedanken zählen Sie dabei bis 4. Halten Sie den Atem 2 bis 4 Sekunden an. Öffnen Sie dann das linke Nasenloch und atmen Sie 4 bis 8 Sekunden lang aus, während Sie mit dem Daumen das rechte Nasenloch verschließen. Atmen Sie nun durch das linke Nasenloch ein (4 Sekunden), halten Sie den Atem an (2 bis 4 Sekunden) und atmen Sie anschließend durch das rechte Nasenloch wieder aus (4 bis 8 Sekunden). Dabei verschließen Sie wieder das linke Nasenloch mit dem Ringfinger. Nun haben Sie einen Atemturnus geübt. Wiederholen Sie diese Übung mindestens 5-mal oder mindestens 10 Minuten, wenn Sie unter Schlaflosigkeit und/oder Angstzuständen leiden.

Wenn Sie Mühe haben, in einen ruhigen Atemrhythmus zu kommen, erzwingen Sie nichts. Atmen Sie so, wie es für Sie gut geht, und üben Sie weiter. Mit der Zeit wird sich ein gleichmäßiger Rhythmus einstellen, und auch die Atempausen werden gelingen. Führen Sie im Anschluss eine der Körper-Mudras (siehe S. 83f.) oder die folgende Shakti-Mudra aus.

Shakti-Mudra gegen innere Unruhe

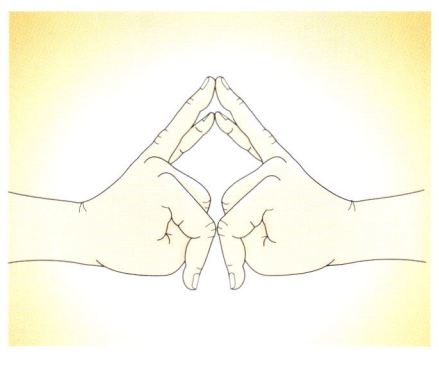

Beugen Sie die Daumen in die Handflächen und legen Sie Zeige- und Mittelfinger locker darüber. Die Ringfinger und die kleinen Finger berühren die Spitzen der entsprechenden Finger der anderen Hand. Bleiben Sie dafür mindestens 3 Minuten ruhig sitzen und atmen Sie ruhig und gleichmäßig. Wiederholen Sie die Mudra ruhig öfter am Tag. Sie baut innere Unruhe ab und wirkt sich ausgleichend auf Ihr Gemüt aus. Auch als Einschlafhilfe ist sie nützlich.

Apan-Vayu-Mudra bei Energielosigkeit

Wenn Sie unter extremer Energielosigkeit leiden, können Sie die Körper-Mudra 2 auch mit der Apan-Vayu-Mudra kombinieren. Sie ist besonders dann angezeigt, wenn das Herz nicht richtig arbeitet oder akute Herzprobleme vorliegen. Wenn das Herz nicht in der Lage ist, die richtige Menge Blut in unserem Körper in Bewegung zu halten, kann es zu massiven Energieverlusten mit starker Müdigkeit und Antriebsschwä-

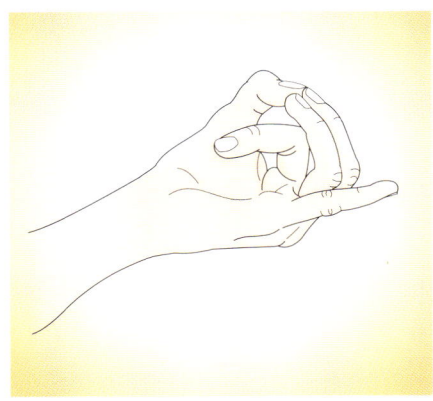

che kommen. Beugen Sie den Zeigefinger so, dass er den Daumenballen berührt. Die Spitzen von Mittel- und Ringfinger berühren die Daumenspitze. Der kleine Finger bleibt gestreckt. Atmen Sie tief und ruhig ein und etwas kräftiger wieder aus. Wiederholen Sie die Übung mehrfach am Tag für etwa 5 Minuten.

Atem und Lymphe – Verbindung auf Lebenszeit

In unserem modernen, hektischen Alltag atmen wir meist unbewusst im Schongang. Der Atem ist flach und geht oft zu schnell, damit der Körper zumindest ein Minimum an Sauerstoff erhält. Oft ist das Blut nicht mehr mit dem notwendigen Sauerstoff versorgt, um all seine Aufgaben erfüllen zu können.

Unser Körper arbeitet nicht nur biochemisch. Der Sauerstoff im Blut sorgt dafür, dass die roten Blutkörperchen elektrisch negativ geladen werden. Sie stoßen sich dann gegenseitig ab, wie zwei gleiche Magnetpole. So wird verhindert, dass das Blut verklumpt: Es bleibt flüssig und kann rasch jede Zelle des Körpers erreichen. Dies erklärt auch, warum Raucher ein »Raucherbein« entwickeln, eine schwere Durchblutungsstörung in den Beinvenen. Giftstoffe, die aus Eiweißen bestehen und durch das Lymphsystem (siehe Abb. S. 89) ausgeleitet werden sollen, bleiben zwischen den verklebten Blutkörperchen hängen oder werden in das umgebende Gewebe verdrängt. Es entstehen Schwellungen (Ödeme).

Ernährung bei Müdigkeit und Antriebsschwäche

Wenn Sie sich permanent schlapp fühlen, Ihr Arzt aber keine Krankheit feststellen kann, ist es hilfreich, sich durch die richtige Ernährung mehr Lebensenergie zu verschaffen. Das bedeutet: drei warme Mahlzeiten täglich! Höre ich da Einwände? Doch glauben Sie mir: Es geht. Es ist alles eine Frage der inneren Einstellung und der Organisation. Bereiten Sie sich am Abend ein Bircher Müsli vor, dann geht es am nächsten Morgen schnell. Dafür Haferflocken mit heißem Wasser übergießen und am Morgen mit frischem Obst und Nüssen ergänzen. Trinken Sie dazu einen Becher heißen Ingwertee oder heißes Wasser mit etwas Zimt. Wählen Sie Ihr Mittagsmahl nach Trennkostregeln aus, das entlastet die Verdauung, besonders wenn es danach zurück an den Arbeitsplatz geht. Das bedeutet: Fleisch oder Fisch + Gemüse oder Kartoffeln/Nudeln/Reis bzw. Letztere nur mit Gemüse aber ohne Fisch oder Fleisch. Am Abend gibt es eine warme Suppe oder gedünstetes Gemüse, so viel Sie wollen. Verzichten Sie jedoch auf Brot: Das belastet die Verdauung und raubt Ihnen Energie. Sie werden es merken: Sie fühlen sich bald wacher und energiegeladener.

Das elektrische Feld der Natrium-Kalium-Pumpen in den Blutzellen hält jedoch nicht nur die Blutproteine flüssig, sondern sorgt auch dafür, dass die Mineralstoffe gelöst bleiben. Bricht das Feld aus Mangel an Sauerstoff zusammen, klumpen auch die Mineralien aneinander und können nicht mehr in ihre Bestimmungsorte, bestimmte Körperzellen, eingeschleust werden. Sie beginnen, sich allmählich im Körper abzulagern. Sammeln sie sich in Gelenken, entsteht Arthritis; bei Ansammlungen in den Augen spricht man vom grauen Star und in den Blutbahnen von Arterienverkalkung.

Mukula-Mudra für die Lymphe

Ein Mangel an Sauerstoff hat weitreichende Folgen. Der amerikanische Arzt Dr. Samuel West hat den Zusammenhang von Atemqualität und Entgiftung über die Lymphe schon vor 50 Jahren erkannt und erfolgreich in seiner Praxis umgesetzt. Er leitete seine Patienten nicht nur zu einer heilsamen Atmung an, er nutzte auch die Mukula-Mudra, von ihm Schnabelhand genannt, um den Lymphfluss im Körper zu reaktivieren.

Die Lymphgefäße durchziehen den Körper entlang der Blutgefäße und transportieren die Lymphflüssigkeit in Richtung Herz. Das ist wichtig zu wissen, um die Mukula-Mudra richtig anzuwenden: Bei dieser Übung wird immer zum Herzen hin über den Körper gestrichen.

Legen Sie die Spitzen der vier Finger auf die Spitze des Daumens (siehe Abb. S. 90). Legen Sie nun die so zentrierten Fingerspitzen an die Fuß- oder Handgelenke. Beginnen Sie, mit sanftem Druck auf das Gewebe langsam aufwärts in Richtung Herz zu streichen. Wiederholen Sie den Vorgang mehrmals und möglichst auf den Außen- und Innenseiten der Gliedmaßen und über den Bauch. Auf der rechten Bauchseite streichen Sie außen

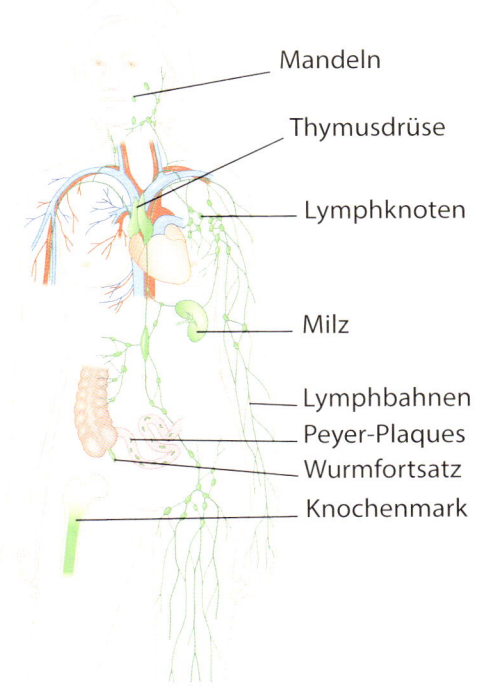

Mandeln

Thymusdrüse

Lymphknoten

Milz

Lymphbahnen
Peyer-Plaques
Wurmfortsatz
Knochenmark

um die Brust herum und unter dem Schlüsselbein entlang zum Herzen. Kombinieren Sie das Ausstreichen der Lymphe mit Ihrem Atem: Atmen Sie langsam ein, wenn Sie beginnen, atmen Sie im letzten Drittel der Wegstrecke aus. Achten Sie auf einen tiefen und gleichmäßigen Atem.

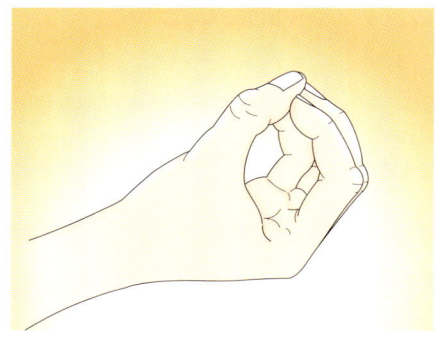

Die Mukula-Mudra aktiviert darüber hinaus Energie an dem Körperteil, der gerade etwas mehr davon benötigt. Halten Sie die Mudra direkt über die Körperstelle, die ein Problem hat, oder ziehen Sie sanfte Kreise um den schmerzenden Bereich; üben Sie dies mehrmals täglich für 5 Minuten. Bei Beschwerden im Leber-Gallenblasen-Bereich setzen Sie die linke Hand unter die Spitze des Brustbeins. Mit der rechten Hand streichen Sie mit einer schnellen Bewegung unter dem Rippenbogen entlang von oben nach unten, etwa 20- bis 25-mal. Beide Hände formen dabei die Mukula-Mudra. Der Stau löst sich bald auf. Gelegentlich kommt es noch einmal zu kurzen krampfartigen Schmerzen, wenn die Energie wieder zu fließen beginnt. Das gilt auch für Darmbeschwerden. Auch hier ist der Atem mit einzubeziehen.

Die Mukula-Mudra kann noch viel mehr. Den Einsatz der Mudra für emotionale Belastungen erkläre ich Ihnen im Kapitel über die Herzbrücke (siehe S. 111ff.). An dieser Stelle möchte ich Ihnen eine Atemübung von Dr. West ans Herz legen, die tief greifende positive Wirkungen auf Störungen der Körperfunktionen hat und von mir seit Jahren regelmäßig angewendet wird.

Atemübung mit der Mukula-Mudra

Formen Sie die Finger zur Mukula-Mudra (siehe S. 90). Beugen Sie die Ellenbogen und setzen Sie die Spitzen der Mudra unter dem Schlüsselbein rechts und links neben dem Brustbein nur ganz leicht auf; die betreffenden Stellen sehen Sie in der Abbildung unten.

Nehmen Sie 3 tiefe Atemzüge. Atmen Sie durch die Nase ein und durch den Mund aus. Halten Sie jeweils den 3. Atemzug an. Auf diese Weise aktivieren Sie das Lymphsystem in Ihrem ganzen Körper.

Während Sie nun den Atem halten, richten Sie Ihre Aufmerksamkeit auf den Schmerzbereich bzw. Ihr erkranktes Organ. Wenn Sie den ganzen Körper reinigen wollen, gehen Sie der Reihe nach alle Organe Ihres Körpers durch und sagen oder denken dabei: »Gifte raus, neue Energie rein; reinige die Zellen, nähre die Zellen!«

Bei akuten Beschwerden wiederholen Sie die Übung während der ersten Stunde alle 10 Minuten; in der zweiten Stunde alle 15 Minuten und den Rest des Tages alle 30 Minuten. Bleiben Sie in den folgenden Tagen dabei und führen Sie die Übung mindestens 2-mal täglich durch. Regelmäßig angewendet wird die Übung Ihnen schnell zu einer deutlichen Besserung Ihres Gesamtzustands verhelfen.

Bei den bezeichneten Punkten handelt es sich um die Akupunkturpunkte Niere 27, die auch in anderen Therapieformen Anwendung finden, wenn es um Reinigung, Ausleitung und Loslassen geht.

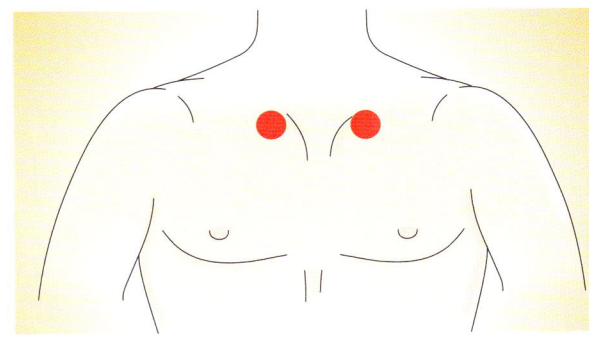

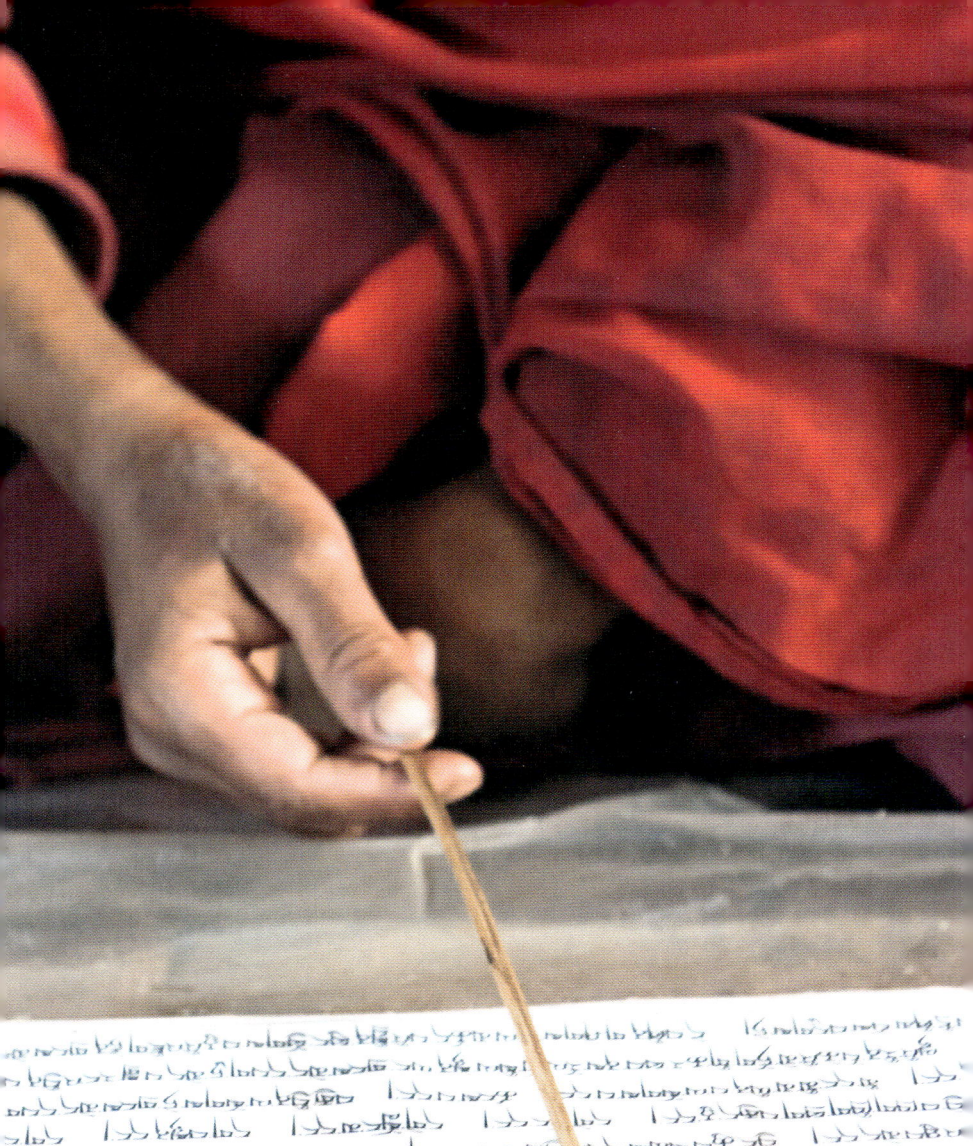

Mudras für den Geist

Nun haben Sie schon eine Menge darüber gelernt, wie Sie mithilfe der Mudras Ihre körperliche Gesundheit stärken können. Doch ohne einen gesunden Geist kann auch Ihr Körper auf Dauer nicht gesund bleiben, und ohne die harmonische Verbindung von Körper und Geist fehlt Ihnen die innere Ausgeglichenheit, um sich auch spirituell weiterzuentwickeln. Deshalb erfahren Sie in diesem Kapitel, wie Sie psychosomatische Zusammenhänge nutzen können, um Körper, Geist und Seele in Einklang zu bringen.

Die Einheit von Körper und Geist

»Mir ist eine Laus über die Leber gelaufen«, »mir kommt die Galle hoch«, »das bereitet mir Kopfzerbrechen«, »mir sitzt die Angst im Nacken« – unsere Sprache ist eine wahre Fundgrube für die Zusammenhänge von Körper und Geist, mit anderen Worten: die Psychosomatik. Wenn wir körperliche Beschwerden haben, ist es hilfreich, nicht nur den Körper, sondern auch den Geist zu heilen.

In den Ursprüngen der Psychotherapie wurden Rituale zur Heilung eingesetzt, rituelle Heilungen wie sie z. B. im Schamanismus existieren. Der Schamanismus wurde bereits 1980 von der Weltgesundheitsorganisation WHO als wirksame Therapieform anerkannt. Er bindet die ganze Gemeinschaft in die Genesung des Kranken ein. So wurde die Verantwortung vom Einzelnen auf die Gruppe ausgedehnt. Heute heißt es oft lapidar: »Selber schuld. Mach dir doch nicht solchen Stress.« Und dann gibt es ein Medikament vom Arzt, der Patient bleibt sich selbst überlassen. Doch mit der Gabe eines Medikamentes wird der Patient auch seiner Selbstverantwortung enthoben: Er hat nichts weiter zu tun, als die Tabletten zu schlucken, und auch die Gemeinschaft unterstützt ihn auf seinem Weg zur Heilung nicht. Auf diese Weise wird der Patient zu einer unselbstständigen und abhängigen Marionette der modernen medizinischen Maschinerie. Da ihm kein Verständnis für die Zusammenhänge vermittelt wurde, die zu seiner Erkrankung führten, hat er auch keine Chance, eigene Wege zur Genesung zu gehen.

Sich selbst erkennen und Eigenverantwortung übernehmen

Ein Weg aus dieser Abhängigkeit heraus ist die Selbstreflexion. Sie vermindert auch das Gefühl der Hilflosigkeit, das sich häufig bei Patienten einstellt, die an ihrer Heilung nicht mitwirken dürfen. Ein erster Schritt könnte ein Gefühlstagebuch sein: Immer wenn die Beschwerden auftreten, schreibt der Patient auf, welche Gefühle in ihm vorherrschend sind oder ihn in den Stunden vor Beginn der Symptome belastet haben. Auf diese Weise kann er lernen, Zusammenhänge zu erkennen.

Auch das »kreative Visualisieren« ist eine Möglichkeit, sich selbst besser zu verstehen. Unter Anleitung eines Therapeuten lernt der Patient, sich auf innere Bilder einzulassen. Da diese inneren Bilder oft auch von unangenehmen Gefühlen begleitet werden, wenn der Patient sich mit einem belastenden Thema auseinandersetzen soll, benötigt er eine einfühlsame Begleitung. Diese ermöglicht es ihm, die unangenehmen Felder zu erkunden. Aus ihnen kann er lernen, dass er z. B. nicht wütend auf seine Schmerzen ist, sondern dass seine Schmerzen die Folgen einer unterdrückten Wut sind. Die Ursachen dieser unterdrückten Wut kann er nun aktiv mitbehandeln. Die Geist-Körper-Einheit hat keinen Grund mehr, Schmerzen zu produzieren – ihre Botschaft wurde gehört.

Eine weitere Möglichkeit der Selbsthilfe für den alleingelassenen Patienten sind Mudras. Auch die Beschäftigung mit Mudras kann dazu führen, dass eine neue Sensibilität für die eigenen Bedürfnisse entsteht und der Hilfeschrei der Körper-Geist-Einheit gehört und verstanden wird.

Mudras, die uns helfen sollen, uns selbst zu verstehen, und die uns darin unterstützen, unseren Geist zu heilen, werden in der Regel in Verbindung mit einer kleinen Meditation geübt. Eine Meditation ist eine Haltung der Achtsamkeit. Wenn wir beginnen, achtsam mit uns selbst umzugehen, beschreiten wir den Weg dahin, uns selbst lieben zu können, so, wie wir sind. Heilung entsteht immer da, wo Liebe ist.

Mudras, die Ihnen helfen, Körper und Geist wieder zu einer Einheit zu verbinden, werden immer in Ruhe und Achtsamkeit ausgeführt – es sei denn, ich weise Sie in der Beschreibung anders an. Wählen Sie sich also für die folgenden Mudraübungen einen ruhigen und gemütlichen Ort. Es wäre schön, wenn Sie sich 15 bis 20 Minuten Zeit für sich nehmen könnten. Es zahlt sich aus, auch wenn Sie diese Zeit nur 3- bis 4-mal die Woche erübrigen können.

Energieausgleich der Chakren

Die Energiezentren unseres Körpers, die Chakren, sind seit mehr als 1000 Jahren in den östlichen Heilweisen bekannt. In den vergangenen 20 Jahren haben auch die Menschen im Westen immer mehr Interesse für ein ganzheitliches Menschenbild entwickelt, das aus stofflichem Körper, feinstofflichen Körpern und einer Aura sowie aus den Chakren als verbindende Zentren besteht. Die folgende Übung dient dazu, die Energie in den Chakren auszugleichen.

Legen Sie eine Hand auf Ihren Scheitel, auf die andere Hand setzen Sie sich. Versuchen Sie, mit Ihrer Aufmerksamkeit beide Hände gleichzeitig zu erfassen. Das gelingt nicht immer sofort, aber das macht nichts. Nach ein paar Minuten oder wenn Sie an beiden Stellen ein gleichmäßiges Strömen, Wärme, Kribbeln o. Ä. empfinden, wandert die obere Hand über die Nasenwurzel, das dritte Auge, während Sie die untere Hand auf den Unterbauch (Sexualchakra) legen. Lassen Sie nun die Energie wieder strömen. Anschließend legen Sie die obere Hand in Höhe der Schilddrüse an den Hals (Halschakra), die untere Hand wird auf den Solarplexus, das Nervengeflecht am Ende des Brustbeins gelegt. Abschließend werden beide Hände untereinander, nicht aufeinander, auf die Mitte der Brust gelegt (Herzchakra).

So eingestimmt können Sie nun eine der folgenden Mudras – oder auch mehrere, aber maximal drei – üben.

Mudra der Beschirmung

Wenden Sie diese Mudra an, wenn Sie sich in Ihrem Leben ungeschützt und überfordert fühlen. Sie gibt Ihnen verlorene Nestwärme zurück. Sie ist auch hilfreich, wenn Sie beispielsweise beruflich im Ausland leben und sich heimatlos fühlen.

Setzen Sie sich aufrecht hin. Heben Sie die Arme über den Kopf und bilden Sie mit ihnen einen Kreis, indem Sie die linke Hand über den Scheitel halten und die rechte Hand auf die linke legen. Ziehen Sie die Ellenbogen etwas nach hinten. Sie werden spüren, dass sich der Brustraum weitet. Ver-

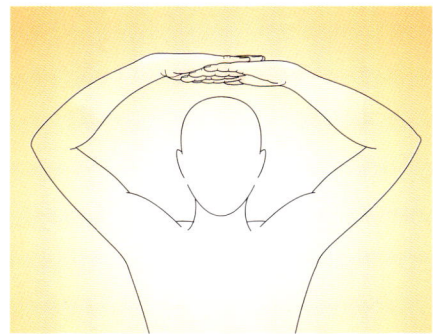

bleiben Sie in dieser Haltung für 36 tiefe Atemzüge. Sollten Sie dies nicht können, unterteilen Sie die Übung in 3 x 12 Atemzüge mit einer kurzen Pause zur Entspannung von Armen und Schultern.

Mudra der Integrität

Der Begriff »Integrität« kommt vom lateinischen *integritas*, was so viel wie Unversehrtheit, Intaktsein und Vollständigkeit bedeutet. Persönliche Integrität heißt, zu sich selbst und zu seinen Wertesystemen im Rahmen des jeweiligen gesellschaftlichen Lebensraums zu stehen. Sie handeln so, wie Sie es auch in Ihren Worten ausdrücken. Viele Menschen hängen unter Druck jedoch »ihr Fähnchen in den Wind«: Was sie gestern noch sagten, gilt heute nicht mehr. Wer integer ist, lässt sich auch bei Gegenwind nicht aus der Bahn bringen und steht zu sich selbst und seinen Aussagen. Er ist aber auch in der Lage, anderen Argumenten zu folgen und aufgrund neuer Überlegungen seine Meinung zu ändern. In diesem Fall ist er auch bereit, Fehler einzugestehen. Diese charakterliche Stärke können wir mit der Mudra der Integrität unterstützen. Die Mudra bezieht nicht nur die Hände, sondern das ganze Körperempfinden mit ein. Wir öffnen in dieser Haltung unsere empfindliche Vorderseite, richten uns auf und zeigen Mut und Stärke. Wer sich gern Tierfilme ansieht, wird die Haltung wiedererkennen. Viele Tiere, vom Affen bis zum Erdhörnchen, weisen ein Verhalten auf, das Stärke symbolisiert und dieser Mudra ähnelt.

Setzen Sie sich aufrecht hin. Heben Sie Ihre Arme rechts und links in Schulterhöhe und winkeln Sie sie in den Ellenbogen an; dies ist die sogenannte U-Haltung. Die Hände befinden sich auf Höhe der Ohren. Die Handflächen zeigen nach vorn, die Fingerspitzen nach oben. Die Schulterblätter werden etwas zusammengezogen, sodass sich der Brustraum öffnet (siehe Abb. S. 98).

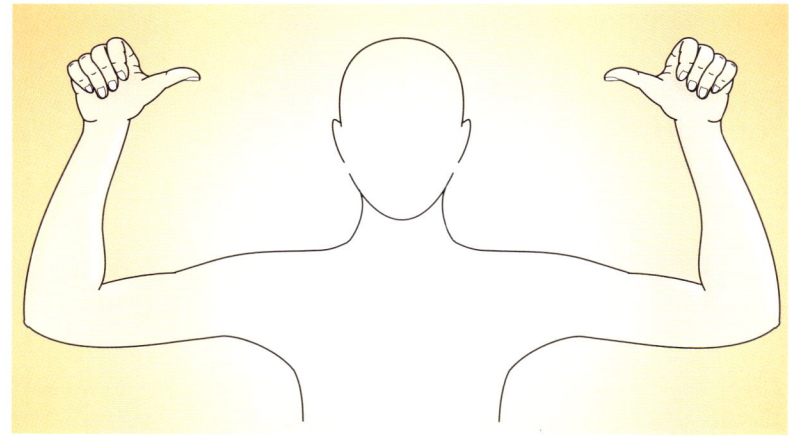

Beugen Sie nun die 4 Finger jeder Hand ohne Spannung zur Handinnenfläche und strecken Sie den jeweiligen Daumen in Richtung Ohr aus. Schließen Sie die Augen. Atmen Sie in 3 kurzen Intervallen ein und in einem langen Intervall wieder aus. Dies wiederholen Sie 5-mal. Atmen Sie dann entspannt weiter und spüren Sie der inneren Stärke in sich nach.

Yogamudras für inneren Frieden

Mudras werden im Yoga seit Tausenden von Jahren praktiziert. Viele Heilige wie Buddha, Christus, Mahavira – der Begründer des Jainismus (um 600 v. Chr.) – und andere werden immer wieder mit Mudrahaltungen dargestellt. Ich stelle Ihnen im Folgenden einige Mudras aus verschiedenen Richtungen des Yoga vor, die Sie darin unterstützen, eine größere Gelassenheit den Anforderungen des Lebens gegenüber und eine stärkere psychische Widerstandsfähigkeit (Resilienz) zu entwickeln.

Zur Ruhe kommen mit der Gyan-Mudra

Die Gyan-Mudra unterstützt das spirituelle Wachstum, schenkt Ihnen inneren Frieden und bringt Ihre Gedanken zur Ruhe. Sie wirkt stimmungsaufhellend und regt das Wurzelchakra an; dadurch fühlen Sie sich sicherer und erdverbundener. Im Ayurveda ist sie als Vaayu-Vardhak bekannt; der Name bedeutet, dass sie das Luftelement stärkt. Über die Hypophyse aktiviert sie das Hormonsystem; sie stärkt das Nervensystem und macht den Geist klar.

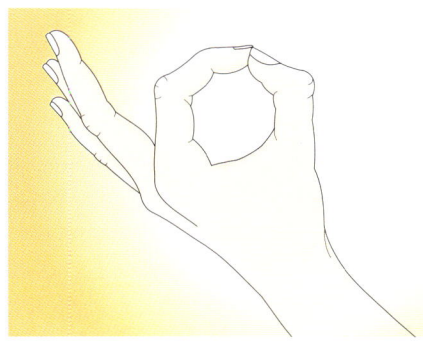

Legen Sie die Spitzen von Daumen und Zeigefinger zu einem Kreis zusammen. Die drei anderen Finger sind ohne Spannung gestreckt.

Es gibt verschiedene Varianten dieser Mudra. Im Kundalini-Yoga ruhen die Hände auf den Knien bei gerade gestreckten Armen. Die Handflächen zeigen nach oben, die drei gestreckten Finger nach vorn. Zeigen die Handflächen nach unten, wird die Verbindung zur Erde gestärkt, hebt man die Hände in Brusthöhe mit den Handflächen nach vorn – die gestreckten Finger weisen nach oben –, schenkt diese Mudra Furchtlosigkeit.

Eine weitere Variante ist die Dhyan-Gyan-Mudra. Platzieren Sie dafür die Hände so auf dem Schoß, dass die Handflächen nach oben zeigen und die ausgestreckten Finger zueinander. Auf diese Weise fördern Sie die Zentrierung Ihrer Aufmerksamkeit, stärken Ihre Konzentration und kommen in ein Gefühl des tiefen Friedens mit sich selbst.

Meditation: Gyan-Mudra und Mantra »Hari Om«

»Hari« ist ein Beiname des Gottes Vishnu und bedeutet: »der die Herzen aller anzieht«. »Hari« steht für Liebe und Verständnis. In unserer Zeit ist es wichtig, dass wir Liebe und Verständnis für uns selbst entwickeln. Nur dann können wir auch anderen mit Verständnis und Gelassenheit begegnen. »Om« ist der Urlaut, der kosmische Klang, und steht für Einheit mit allem.

Setzen Sie sich auf ein Meditationskissen, einen Hocker oder einen Stuhl. Halten Sie Ihren Rücken möglichst aufrecht und den Kopf gerade. Formen Sie mit den Händen die Gyan-Mudra (siehe S. 99). Schließen Sie die Augen und beginnen Sie mit einer Bestandsaufnahme Ihres derzeitigen Zustandes. Bewerten Sie dabei nichts. Es geht nur darum festzustellen, wie sich Ihr Körper gerade anfühlt und in welchem Zustand Ihre Emotionen sind. In diesem Moment ist alles so gut und richtig, wie es gerade ist. Atmen Sie nun ein und singen Sie beim Ausatmen das Mantra »Hari Om«. Sie werden Ihre eigene Art von Melodie dazu finden. Singen Sie ruhig und langsam, sodass Sie dabei bequem und gleichmäßig ausatmen können. Lassen Sie den Einatem in sich hineinfließen, so, wie er gerade kommt. Es ist nicht nötig, etwas zu forcieren. Nach 15 bis 20 Minuten beenden Sie die Übung und überprüfen die Veränderung Ihres Zustandes. Je öfter Sie üben, desto mehr Veränderungen werden Sie feststellen.

Shambhavi-Mudra – über die Ich-Bezogenheit hinaus

In den alten Schriften des Yoga wird dieser Mudra eine große Bedeutung zugewiesen. Sie gehört zu den Mudras des Hatha-Yoga. Shambhavi ist einer der vielen Namen der göttlichen Mutter. Sie ist die Segenspendende, die Wohltätige, die Gnadenschenkende, die, in der Liebe wohnt.

Jemand, der diese Mudra regelmäßig übt, ist in der Lage, seinen Gemütszustand zu beherrschen und seinen Intellekt und das Ego zu verwandeln. Er gelangt von der Ich-Bezogenheit in der materiellen Welt dahin, wo die nicht materiellen Ebenen eine gleichwertige Bedeutung einnehmen. Sie hilft, sich des Ajna-Chakras (drittes Auge) bewusst zu werden. Darüber hinaus hat sie eine beruhigende Wirkung auf die Emotionen und unterstützt uns dabei, Stress, Ärger und Anspannung zu verringern. Gleichzeitig werden die Augenmuskeln gestärkt. Eine weitere Wirkung dieser Übung kann sein, dass Sie weitsichtiger werden, jedoch nicht im optischen Sinn. Sie werden Ereignisse und Handlungen mit mehr Weitsicht betrachten und ihre Folgen schneller erkennen. Die Shambhavi-Mudra wird in Kombination mit der Gyan-Mudra (siehe S. 99) geübt.

Setzen Sie sich in eine Meditationshaltung oder auf einen Stuhl und legen Sie die Hände in der Gyan-Mudra auf die Oberschenkel oder die Knie. Fixieren Sie mit den Augen einen Punkt vor sich. Heben Sie nun den

Blick so weit wie möglich nach oben, ohne dabei den Kopf zu bewegen. Versuchen Sie jetzt, genau zwischen Ihre Augenbrauen zu schauen. Atmen Sie tief und gleichmäßig, die Schultern bleiben entspannt, genauso wie der Bauch. Lenken Sie Ihre gedankliche Aufmerksamkeit von der Ebene der Worte auf eine bildhafte Ebene, indem Sie sich z. B. eine Kerze, einen Baum, den Himmel oder das Meer vorstellen. Sie können in Gedanken stattdessen auch ein Mantra rezitieren. Üben Sie diese Mudra zu Beginn 2 Minuten lang. Steigern Sie sich dann wöchentlich um 1 Minute, bis Sie schließlich auf 20 Minuten kommen.

Der Schild von Shambhala

Im tibetischen Buddhismus ist Shambhala der Name für ein mystisches Königreich, das in Zentralasien verborgen sein soll. Es findet in diversen antiken Texten Erwähnung, die aus der Zeit vor dem tibetischen Buddhismus im Westen Tibets stammen. Dazu zählen die einzigartigen Shangshung-Texte. Shambhala wurde mit der Zeit glorifiziert und als das »Reine Land« der Buddhisten angesehen, ein sagenhaftes Königreich. Wenn auch seine Realität in der materiellen Welt nicht belegt ist, so mag es in der metaphysischen Welt dennoch existieren.

Die Mudra »Schild von Shambhala« soll den Ausführenden vor geistigen und körperlichen Gefahren schützen. Der Schild dient ganz besonders als Schutz vor Verletzungen der Aura, da er das Energiefeld stärkt, das den Übenden umgibt. Auch die körpereigene Abwehr kann positiv beeinflusst werden, wenn diese Mudra gleich zu Beginn der Symptome – beispielsweise bei einer Erkältung, bei Kopfschmerzen oder anderen Beschwerden – eingesetzt wird.

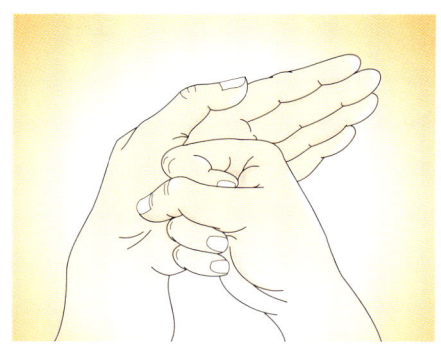

Die linke Hand ist offen, alle Finger sind fest aneinander gedrückt. Die rechte Hand wird zur Faust geballt, bei der

der Daumen außen auf den Fingern liegt. Drücken Sie diese Faust nun fest gegen die Innenfläche der linken Hand. Halten Sie die Mudra vor Ihre Brust und atmen Sie tief und gleichmäßig.

Gerade die tiefe und ruhige Atmung ist besonders wichtig bei dieser Mudra. Lassen Sie die Schultern entspannt, schließen Sie die Augen und richten Sie Ihre Aufmerksamkeit auf Ihre innere Stärke. Selbst wenn Sie sich gerade etwas schwach fühlen, findet Ihr Unterbewusstsein Erinnerungen an vergangene Situationen, in denen Sie Stärke empfunden haben, und reaktiviert diese.

Üben Sie die Mudra mindestens 5 Minuten lang, besser bis zu 20 Minuten, wenn Sie sich angegriffen und schwach fühlen. Wiederholen Sie die Übung öfter, wenn Sie nur kurze Zeit üben.

Prithivi-Mudra zur Stärkung des Wurzelchakras

Um sich ein »dickeres Fell« zuzulegen und in der Pubertät ein gesundes Selbstwertgefühl zu entwickeln, ist es wichtig, das Wurzelchakra zu stärken. In der Wurzel liegt die Kraft der Pflanze. Gesunde Blätter und Blüten kann sie nur mit einer gesunden und starken Wurzel ausbilden.

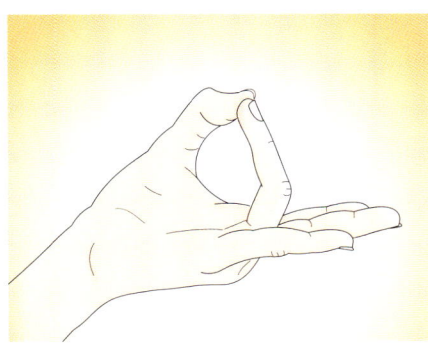

Auf ganz ähnliche Weise ist es auch für uns wichtig, fest im Leben verankert zu sein und unsere mentalen Wurzeln zu kräftigen. Um dies zu erreichen, üben wir die Prithivi-Mudra, die Erd-Mudra. Sie stärkt Haut, Haare, Fingernägel, Sehnen und Bänder und verbessert den Geruchssinn.

Legen Sie die Spitzen von Daumen und Ringfinger mit leichtem Druck aufeinander. Die anderen Finger halten Sie locker gestreckt (siehe Abb. S. 103). Bei akuten Hautkrankheiten üben Sie diese Mudra mehrmals täglich mindestens 10 Minuten.

Die Prithivi-Mudra stärkt durch die Aktivierung des Wurzelchakras auch den Gleichgewichtssinn. Daher sollten besonders Menschen, die regelmäßig an Schwindelgefühlen leiden, diese Handhaltung täglich üben. Lassen Sie die Ursache bitte ärztlich abklären.

Wenn Sie an multipler Sklerose leiden und daher einen unsicheren Gang haben, kann die Erd-Mudra Ihnen Erleichterung bringen. Sie sollte allerdings täglich ausgeführt werden. Kombinieren Sie die Mudra dann mit der Tiefenatmung von Seite 74f.

Mudras aus Japan

Die Mudras des japanischen Buddhismus unterlagen jahrhundertelang der absoluten Geheimhaltung. Nur die Mitglieder der einzelnen japanischen Sekten hatten Zugang zu diesem Wissen.

Erst 1899 erschien zum ersten Mal im Westen ein Werk in französischer Sprache darüber. Die darin aufgeführten Mudras und Übungen waren jedoch nur jene, die für den Novizen geeignet waren. Meister Hayo Toki, der diese Arbeit ausführte, lehnte es ab, tieferes Wissen in einem öffentlichen Buch darzulegen. Nicht jede Mudra wurde ganz offen sichtbar praktiziert. Oft wurden die Hände bei den Übungen in den weiten Ärmeln der Gewänder versteckt.

Die japanischen Mudras sind überwiegend spirituelle Mudras, die die Lehren des Tantra in eine nur mit den Händen ausgeführte Form bringen. Die Weisen dieses damals im Geheimen gelehrten Buddhismus sagten, dass die reine und unbedingte Wahrheit nicht durch Worte ausgedrückt werden könne. Darum werden den Fingern bestimmte Bedeutungen gegeben, die an der rechten und linken Hand auch voneinander abweichen können.

Mudras aus dem japanischen Buddhismus wenden wir im Westen im Rahmen von Meditationen an, die uns Klarheit z. B. über unsere Beziehungen bringen oder Lebensängste und das Böse fernhalten sollen.

Kakou-Chou: Mudra des Händeklatschens

Laute Geräusche gelten in vielen Kulturen schon seit prähistorischer Zeit als ein Mittel, böse Geister zu verjagen. Es wird mit Glöckchen geklingelt, gerasselt, gerufen oder in die Hände geklatscht. Das Klatschen der Hände (Kakou-Chou) ist eine dynamische Mudra. Sie wird nicht nur zum Vertreiben böser Geister und Dämonen eingesetzt, sondern ist zudem in der Lage, die Verwirrung des Geistes zu beruhigen und den Menschen auf diese Weise zum Glauben zu führen.

Yoga-Dji-Hatchi: Mudra der Yogavase

Diese Geste führt den Geist des Übenden zur Verbindung mit dem höheren Selbst und dem kosmischen Bewusstsein. Sie wird im Sitzen in einer Meditationshaltung geübt. Der Übende leert seinen Geist so, als würde er eine Vase, eine Schale oder ein anderes Gefäß leeren. Der geleerte Geist ist nun bereit, Weisheit zu empfangen.

Ich selbst habe diesen Moment schon einige Male erfahren. Es entsteht dann ein plötzliches Wissen, das Lösungen zu Themen des aktuellen Lebens aufzeigt oder Antworten auf alte oder aktuelle Fragen des Seins gibt. Mit diesen Weisheiten ist es möglich, zu neuer Gesundheit und Lebensfreude zu gelangen.

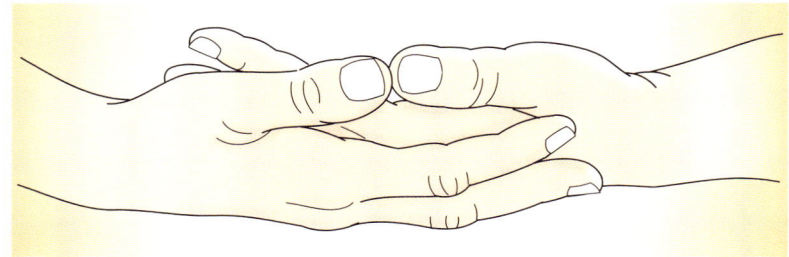

Legen Sie die linke Hand mit dem Handrücken in die rechte Hand. Die Spitzen der Daumen berühren sich, die Hände sind dabei möglichst entspannt und ruhen im Schoß. Atmen Sie ruhig und lassen Sie Ihre Gedanken ziehen. Richten Sie für einen Moment Ihre Aufmerksamkeit auf das Thema, das Sie gerade beschäftigt. Doch verharren Sie nicht dort. Versuchen Sie, gedankenleer zu werden. Das muss gar nicht für lange sein. Der kosmischen Weisheit genügen Bruchteile von Sekunden, um sich in Ihnen zu erfüllen.

Um Gedankenleere zu erreichen, kann es hilfreich sein, in Bildern zu denken. Stellen Sie sich also eine Wiese vor, die Sonne, lassen Sie Bilder aus der Erinnerung aufsteigen und wie Seifenblasen gleich wieder zerplatzen. Nutzen Sie Bilder mit einer positiven emotionalen Verknüpfung.

Dji-Shi-Bosatsou: Mudra der allumfassenden Liebe

Wenn wir lieben, in ganz reiner Form, ohne eine Gegenleistung zu verlangen, sind wir frei von den zwanghaften Mächten des Egos. Es gelingt uns, einfach zu sein und sein zu lassen. Keine Bewertung, keine Be- oder Verurteilung schränkt uns ein. In diesem Zustand erlangen wir wahre Glückseligkeit. Unsere Biochemie reagiert darauf mit der Ausschüttung von Glückshormonen. Diese wiederum sorgen dafür, dass unsere Selbstheilungskräfte gestärkt an die Arbeit gehen und Zellschäden im Körper beseitigen. Doch auch unsere seelischen Schäden können Heilung finden. Im Zustand der allumfassenden Liebe gibt es keine Schuld, keinen Groll, keine Sehnsucht nach Vergeltung. Die Geschehnisse des Lebens fügen sich in einen allumfassenden Plan ein. Es ist, wie es ist.

Durch die Mudra der allumfassenden Liebe hat sich in alter Zeit der Priester mit dem Buddha Maitreya – japanisch Miroku – verbunden. Der Name stammt sehr wahrscheinlich von dem Sanskritwort »maitri« ab, das in etwa mit universeller Liebe, Güte, Freundlichkeit oder Freundschaft übersetzt werden kann. Doch gibt es auch Gelehrte, die den Namen auf die iranische Rettergestalt Mithra zurückführen.

Üben Sie die Mudra der allumfassenden Liebe immer dann, wenn Sie mit sich, Ihren Mitmenschen, den Lebensumständen o. Ä. unzufrieden sind. Erforschen Sie Ihr Herz: Gibt es Schuldzuweisungen in Ihnen? Möchten Sie Gleiches mit Gleichem vergelten? Fühlen Sie sich als Opfer der Umstände? Dann ist es Zeit für Dji-Shi-Bosatsou!

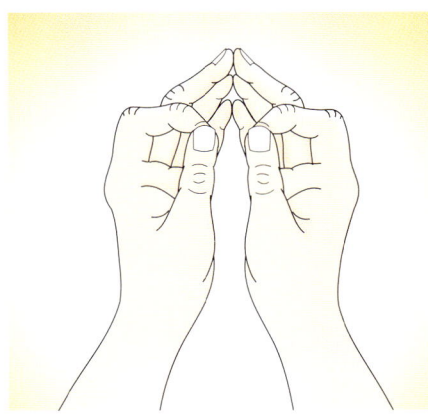

Setzen Sie sich bequem hin oder nehmen Sie Ihre Meditationshaltung ein. Legen Sie die Spitzen der Mittelfinger aufeinander, dann die Spitzen der Ringfinger und der kleinen Finger. Dabei stehen die Finger dicht zusammen. Beugen Sie die Zeigefinger etwas, damit die Spitzen der Daumen und die der Zeigefinger jeweils einen Kreis bilden können.

Halten Sie die Mudra vor Ihre Brust, sodass die Fingerspitzen nach oben weisen und sich die Kreise vor Ihrem Herzchakra (Brustmitte) befinden. Schauen Sie nach innen. Aktivieren Sie liebevolle Gedanken und Erinnerungen. Lassen Sie die Kraft der Liebe in sich wachsen. Sie werden feststellen, dass sich Ihre Wahrnehmung der Welt mit der Zeit verändert. Üben Sie oft und regelmäßig in ruhiger Meditation.

Ongyo-In: Mudra des Versteckens der Formen

Wer hat sich nicht als Kind gewünscht, unsichtbar sein zu können? Eine Tarnkappe, wenn ein Geheimnis gelüftet oder Ärger aus dem Weg gegangen werden sollte – herrlich! In Tibet sagt man, die Göttin Marichi, die als Göttin des Sonnenaufgangs und Frau des Sonnengottes Surya bekannt ist, sei in der Lage, sich unsichtbar zu machen. Sie bewegt sich so schnell, dass niemand sie wahrnehmen kann. Es heißt, wenn der Übende die Ongyo-In-Mudra ausführt und sich in seiner Vorstellung im Herzen von Marichi versteckt, kann ihn nichts Böses anfallen.

Schließen Sie die linke Hand zur Faust. Der Daumen ist verborgen. Halten Sie die rechte Hand flächig-beschirmend darüber. Die Hände befinden sich in Höhe des Solarplexus, die Schultern sind entspannt. Stellen Sie sich nun ein helles Licht vor, in dessen Herzen Sie geschützt und geborgen verweilen.

Houfu-In: Mudra der Fülle

Diese Mudra ist im indischen Buddhismus auch als Geste des Überflusses bekannt. Eigentlich symbolisiert sie die Gaben, die der Übende schenkt. Tut er dies aus freiem Herzen, wird er ebenfalls mit der Gnade der Fülle beschenkt. Die Mudra erscheint zuerst etwas kompliziert. Einmal geübt und verstanden ist sie jedoch ganz einfach.

Legen Sie Ihre Handrücken gegeneinander und verschränken Sie die Finger. Ziehen Sie die Hände so auseinander, dass die Handflächen nach oben zeigen. Legen Sie nun das erste Glied des rechten Zeigefingers auf das erste Glied des linken Mittelfingers. Legen Sie dann das erste Glied des linken Zeigefingers auf das erste Glied des rechten Mittelfingers. Legen Sie das erste Glied des rechten Daumens auf das erste Glied des linken kleinen Fingers. Legen Sie das erste Glied des linken Daumens auf das erste Glied des rechten kleinen Fingers. Lösen Sie die Ringfinger in der Mitte der Mudra und legen Sie diese Rücken an Rücken. Halten Sie die Mudra unterhalb Ihres Bauchnabels. Das Sakralchakra dort bildet das Zentrum unserer Schöpfungskraft.

Visualisieren Sie Ihre Gaben: Essen, Wasser, Räucherwerk u. Ä. Wenn Sie die erste Reihe Gaben gut »sehen« können, verdoppeln Sie diese und so fort. Bieten Sie die Gaben den liebevollen spirituellen Kräften an. Erspüren Sie die Freude und die Dankbarkeit ob dieser Fülle in sich. Danken Sie für die Fülle in Ihrem Leben.

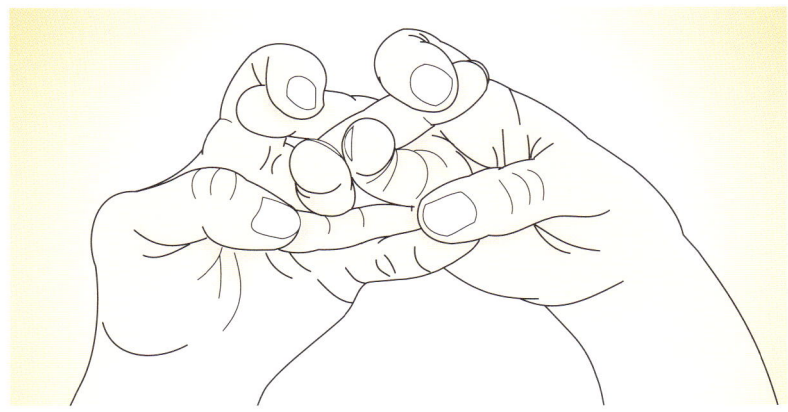

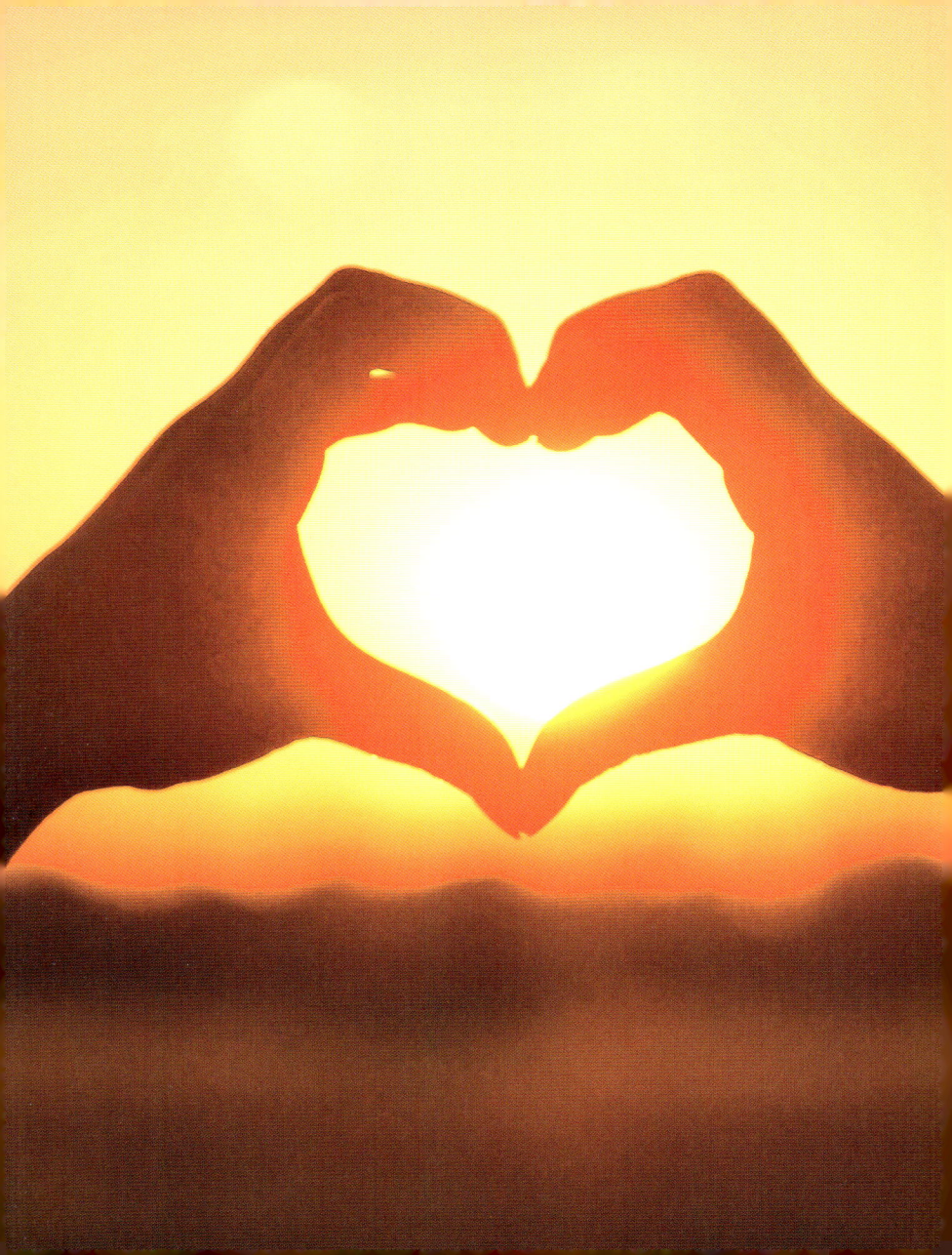

Die Herzbrücke

Es gibt Menschen, die immer wieder durch Krankheiten von ihrem Weg abgebracht werden, die ständig angespannt sind, oft schon bei kleinster Kritik heftig reagieren oder sich vom Leben schlecht behandelt fühlen. Diese Menschen reagieren auf alte Muster, die sich im Laufe ihres Lebens allmählich geprägt haben. Doch wer ein Spielball seiner Gefühle ist, ist nicht mehr Herr seines Lebens – er wird gelebt. Mudras können dazu beitragen, geistige Klarheit zu erlangen und diese automatisch ablaufenden Prozesse zu stoppen. Dazu gehört eine gehörige Portion Selbstreflexion und Ehrlichkeit.

Hilfreich dafür ist es, wenn es uns gelingt, einen tief gehenden Prozess der Heilung zu aktivieren, der die Bilder, Töne und andere Erinnerungen, die in unseren Zellen gespeichert sind, wieder auflöst. Sind diese alten Auslöser für das Verhalten gelöscht, können wir unsere »Festplatte« mit hilfreichem und förderlichem Verhalten neu füllen.

Mit Gedanken Materie erschaffen

Als unser Universum in einem Urknall entstand, wurden aus einem Teil plötzlich ganz viele Teile. Doch alles, was einmal miteinander Kontakt hatte oder verbunden war, bleibt auf der Quantenebene als winzige Elementarteilchen auf ewig miteinander »quantenverschränkt«. Der amerikanische Physiker John Archibald Wheeler drückte es wie folgt aus: »Alles, aber auch alles ist mit allem verbunden.« (Siehe Literatur S. 128.)

Miteinander verschränkte Teilchen haben die Fähigkeit, Informationen unglaublich schnell – man nennt das instantan – untereinander auszutauschen. Dies funktioniert bei Teilchen, die sich dicht beieinander befinden, genauso gut wie bei Teilchen, die weit voneinander entfernt sind. Dies wurde inzwischen in vielen physikalischen Versuchen bewiesen.

Der amerikanische Physikprofessor William Tiller machte dies einmal in einem anschaulichen Experiment deutlich. Er ließ Elektronen zwischen zwei Platten fließen und bat seine Studenten, mit unterschiedlichen emotionalen Intentionen den Raum mit der Versuchsanordnung zu betreten. Das Ergebnis dieses Versuchs war beeindruckend: Die Teilchen reagierten unterschiedlich auf Emotionen von Wut, Gleichgültigkeit und Liebe. Tiller bewies also eindeutig, dass unsere Gedanken in der Lage sind, Materie zu erschaffen. Diese Fähigkeit sollten wir für unsere Gesundheit nutzen. Ein Weg, dies zu tun, ist die Arbeit mit den Mudras und ganz besonders die »Herzbrücke«.

Wie die Herzbrücke entstanden ist

Wer andere Menschen in ihrer Heilung unterstützt, für den ist es wichtig, auch immer wieder an seinen eigenen Themen zu arbeiten. So ist es auch bei mir. In den letzten 25 Jahren habe ich es mir angewöhnt, regelmäßig meine Gefühle, Reaktionen und Handlungen zu reflektieren. Da ich keine Heilige bin, trage ich eine ganze Reihe Päckchen mit mir herum, deren Inhalte angeschaut und gelöst werden wollen. Ich habe für mich festgestellt, dass die Anwendung energetischer Therapieformen besonders wirksam ist. Ob es sich nun um EFT (Emotional Freedom Techniques), TAT® (Tapas Acupressure Technique) oder Quantenheilung (z. B. nach Dr. Richard Bartlett) handelt – alle basieren auf den oben erklärten Grundlagen.

Da ich sehr kreativ bin, kombiniere ich auch gern verschiedene Anwendungen miteinander, wenn ich den Eindruck habe, dass ich auf diesem Wege schneller vorankomme. Da ich die tief greifende Wirkung der Mukula-Mudra (siehe S. 89f.) schon bei anderen Gelegenheiten am eigenen Leib erfahren habe, kombinierte ich diese mit Sätzen, die mir aus dem EFT geläufig sind. Ich experimentierte mit verschiedenen Vorgehensweisen. Eines Morgens wachte ich auf und hatte die Lösung im Kopf. Beim nächsten Thema, das ich behandeln wollte, probierte ich die Herzbrücke aus. Ich war erstaunt, wie schnell die Veränderung spürbar war. Natürlich bildete auch hier wieder die konsequente Anwendung die Basis des Erfolgs. Meine nächsten Patienten kamen sofort in den Genuss dieser neuen Anwendung und sollten auch zu Hause ihre eigenen Themen damit bearbeiten. Nun möchte ich die Herzbrücke mit Ihnen teilen, damit Sie ebenfalls in den Genuss ihrer einfachen und erfolgreichen Anwendung kommen.

Warum die Herzbrücke wirkt

Trotz aller Fortschritte in der Medizin hat sich die Volksgesundheit verschlechtert. Eine Vielzahl neuer, biochemisch wirksamer Mittel ist in den letzten Jahrzehnten auf den Markt gekommen und sorgt für einen ungebrochenen Wohlstand der Pharmaindustrie. Warum also sind so viele Menschen immer noch und immer wieder so krank?

Der Ursprung der meisten gesundheitlichen Probleme ist langfristiger Stress. Diesen Stress nennt man physiologischen Stress; er unterscheidet sich von akutem Stress dadurch, dass er dem Menschen langfristig und durch Gewöhnung oft unbeachtet gesundheitlich schadet. Der amerikanische Biologe und Forscher Dr. Bruce Lipton von der Stanford-Universität ist der Ansicht, dass mehr als 80 Prozent der Kosten, die im Gesundheitswesen entstehen, auf die Folgen von Stress zurückzuführen sind. Seine Forschung ergab, dass gut 95 Prozent aller gesundheitlichen Störungen durch Stress entstehen, der auf das autonome Nervensystem

Physiologischer Stress und die Folgen

Dr. med. Wilfried Bieger, Experte für Neurostress in München, hat aufgelistet, welche Krankheiten zu wie viel Prozent durch physiologischen Stress ausgelöst werden können.

- ADS/ADHS: 10–15 %
- Angstsyndrome: 10–30 %
- Appetitstörungen: 20–30 %
- Autismus: <2 %
- Bipolare Depression: 1–3 %
- Burn-out-Syndrom: <10 %
- CFS (Chronisches Müdigkeitssyndrom): 1–3 %
- Depressionen: 15–20 %
- Fatigue (Müdigkeit/Erschöpfung): 10–20 %
- FMS (Fibromyalgie): 1–5 %
- Irritables Colon (Reizdarm): 10–15 %
- Kohlenhydrat-Heißhungerattacken: 5–10 %
- MCS (Multiple Chemische Sensitivität): <2 %
- Menopausenbeschwerden: 20–40 %
- Migräne: 6–8 %
- Morbus Parkinson: <10 %
- Nahrungsmittelunverträglichkeiten: 10–20 %
- PMS (Prämenstruelles Syndrom): 10–20 %
- RLS (Restless-Leg-Syndrom): <15 %
- Schizophrenie: 1–2 %
- Schlafstörungen: >10 %
- Tinnitus: <15 %
- Übergewicht/Adipositas: 20–50 %

einwirkt. Der Nährboden dieser Art von physiologischem Stress sind Ansichten, die wir über uns selbst oder unsere Lebensumstände entwickelt haben. Wenn unsere Gedanken und inneren Bilder uns permanent Möglichkeiten und Lebensumstände präsentieren, die dazu führen, dass wir vermehrt Adrenalin ausschütten und uns in eine Kampf-Flucht-Haltung begeben, werden andere Bereiche unseres Körpers, besonders die lebenswichtigen Organe, unterversorgt. Der Weg zur Entstehung einer Krankheit ist gebahnt (siehe dazu auch Kasten S. 114). Und dass unsere Gedanken dazu in der Lage sind, hat Dr. William Tiller ja belegt.

Die Herzbrücke ist Ihr neues Werkzeug, diese falschen Überzeugungen und inneren Bilder aufzulösen und durch neue zu ersetzen. Auf diese Weise reduzieren Sie Ihren physiologischen Stress und erlangen Ihre Gesundheit zurück.

Wie die Herzbrücke wirkt

Die Herzbrücke unterstützt Sie darin, Ihre stressproduzierenden inneren Einstellungen aufzulösen. Das geschieht nicht von heute auf morgen – dies bedarf schon ein wenig konstanter und täglicher Übung. Doch kann ich nur aus eigener Erfahrung sagen: Es hilft!

Auch ich litt durch die Prägungen in meinem Leben unter dem andauernden Gefühl, unter Druck und Beobachtung zu stehen. Unbewusst prüfte ich immer, ob meine Leistungen auch gut genug waren. Dabei hinterfragte ich lange Zeit nicht, wofür oder für wen gut genug? Ich fühlte mich in einem ständigen Kampf gefangen.

Die Herzbrücke brachte nach vier Wochen täglicher Übung eine plötzliche Wende. Als Thema hatte ich dieses ständige Gefühl, mit allem in einem Kampf zu stehen und um alles Gute kämpfen zu müssen, ausgewählt. Ich übte 3-mal täglich 15 Minuten. Eines Abends erschien plötzlich ein Bild in meinem Kopf. Es zeigte mich mit meinem Heer. Ich stand vor dem Gegner mit seinem Heer. Dann hörte ich eine Stimme, die mir sagte: »Der Kampf ist vorbei. Begrabt eure Waffen und pflanzt einen Baum. Nun ist Frieden.« Ich sah in meinem inneren Film, wie wir ein Loch gruben, alle Waffen dort hineinlegten und einen Baum pflanzten, der sehr schnell groß wurde. Alle Menschen, besonders jene, die mir nahestehen, gingen Hand in Hand dort umher. Ich habe zwei Stunden lang geweint. Seitdem lebe ich im Frieden mit mir selbst.

Die Herzbrücke richtig einsetzen

Um die Herzbrücke erfolgreich einsetzen zu können, ist es wichtig, das Thema zu definieren, das Sie behandeln wollen. Den meisten Themen liegt Angst zugrunde: Angst, etwas zu verlieren, Angst, nicht geliebt zu werden, Angst, verletzt zu werden, und so weiter. Diese Angst führt zu Verhaltensweisen, die genau das erzeugen, wovor Sie Angst haben. Sie äußern sich als Stolz, Zorn, Gier, Missgunst, Be- und Verurteilung und führen zu Apathie, Trauer und einem Gefühl der Scham, der Basis für ein mangelndes Selbstwertgefühl.

Die nebenstehende Grafik (siehe S. 117) veranschaulicht, dass sich Ihr System in einem Kreislauf befindet, der sich selbst immer weiter verstärkt. Das ursprüngliche Ereignis liegt häufig verschüttet oder unterdrückt tief im Gedächtnis. Die neuronale Reaktion (Stresshormone für Kampf-Flucht) führt zum Verhalten (Vergessen der Ursache und von nun an Ähnliches vermeidend). Da aber immer wieder ähnliche Situationen auftreten, wird durch die – oft nicht erkannte – Angst und das zum Schutz entwickelte Verhalten die innere Bedeutung des Ursprungsereignisses verstärkt.

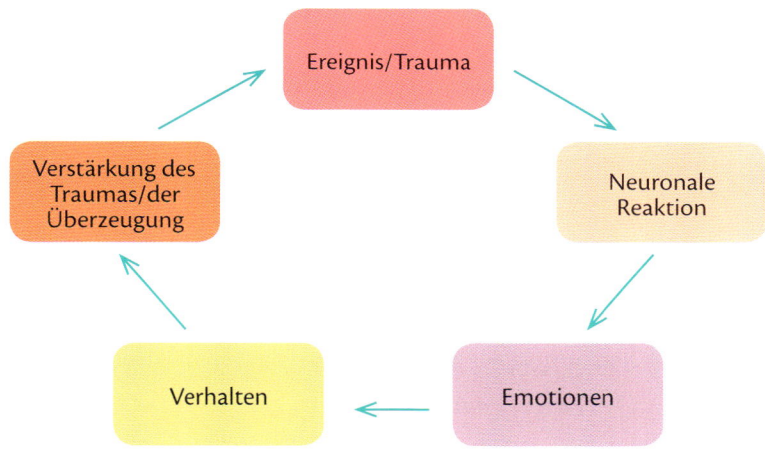

Dazu ein Beispiel: Eine Katze springt fauchend zu Ihnen als Baby in den Kinderwagen. Der Schock und die fehlende Möglichkeit, zu fliehen oder zu kämpfen, lassen Sie erstarren. Für einen Moment halten Sie den Atem an. In der Folge haben Sie Angst vor Katzen oder entwickeln eine Allergie auf Katzenhaare, vielleicht verbunden mit Asthma, ohne sich des Ursprungs bewusst zu sein.

Fortan vermeiden Sie den Kontakt mit Katzen. Ihr Unbewusstes stuft Katzen immer mehr als Gefahr ein. Es kann sich auf diesem Nährboden sogar eine Phobie entwickeln, oder das Ereignis wird generalisiert und Sie entwickeln unbestimmte Ängste, Allergien, Ängste vor anderen Tieren oder Stoffen oder Schlafstörungen. Ein Grundmuster wie z. B. »Die Welt ist ein gefährlicher Ort« kann entstehen. Dieses Grundmuster finde ich häufig bei Menschen, die eine schwere Geburt (Kaiserschnitt, Saugglocke, Zange, Atemnot) erlebten.

Psychosomatischer Bezug der Organe

Die folgende kleine Liste soll Ihnen dazu dienen, Denkanstöße und Hinweise zu finden, woher Ihre Beschwerden stammen könnten und welche Emotionen bzw. Verhaltensweisen hier zugrunde liegen. Die Liste ist natürlich nicht vollständig – das würde ein eigenes Buch zur Psychosomatik werden.

Augen	Sichtweise, Einsicht, nicht sehen wollen
Blut	Lebenskraft, im Fluss sein
Dickdarm	Zurückhalten, Geiz
Dünndarm	Verarbeiten, selbst gemachter Leistungsdruck, Aufnahmefähigkeit
Füße	Erdung, Standhaftigkeit, ins Leben gehen, Mut
Gallenblase	Unterdrückte Aggression
Genitalien	Sexualität, Verwurzelung
Gliedmaßen	Beweglichkeit, auch geistig
Haare	Innere Freiheit
Hals	Kommunikation, Angst, Aufnahmefähigkeit
Hände	Handeln und Begreifen
Harnblase	Loslassen/Festhalten
Haut	Abgrenzung, Reinigung, Nähe
Herz	Emotionen
Knie	Demut, fehlende Integrität
Knochen	Normen und Werte
Leber	Verarbeitung, Bewertung
Lunge	Kommunikation, Kontaktfähigkeit, das Leben annehmen
Magen	Aufnahmefähigkeit, Gefühle verarbeiten
Mund	Aufnahmebereitschaft

Muskeln	Aktivität. Flexibilität
Nägel	Aggressivität
Nase	Stolz
Nebenhöhlen	Aggression in Beziehungen
Nieren	Partnerschaft. Angst
Ohren	Aufnahme. Gehorsam. sich »wegschalten«
Rücken	Aufrichtigkeit. Gefühlsspeicher
Zähne	Aggressivität. Kampf. Durchbeißen

Das Thema identifizieren und definieren

Wenn Sie mit der Herzbrücke arbeiten wollen, ist es notwendig, rückhaltlos ehrlich zu sich selbst zu sein. Bitte bedenken Sie dabei: Alles Verhalten dient zurzeit als Selbstschutz und hatte einmal, in einer besonderen Situation, seinen Sinn. Damals war es die einzige Lösung, die Ihr Unbewusstes finden konnte. Da sie funktionierte, wurde diese Lösung auf alle ähnlichen Situationen übertragen. Anstatt also mit sich selbst zu hadern, sagen Sie danke: »Danke, mein liebes Unbewusstes, dass du immer lösungsorientiert für mich da warst. Dadurch bin ich noch immer hier und am Leben! Dadurch habe ich heute die Möglichkeit, mein Leben selbstbestimmt positiv zu verändern.« Legen Sie die linke Hand auf die Mitte Ihrer Brust (Herzchakra), während Sie diese Worte sprechen.

Am Anfang war das Wort?

In der Arbeit mit der Herzbrücke werden Sie zuerst das aktuelle Thema oder Grundgefühl identifizieren oder Ihr Verhalten in Worte oder ein Bild fassen. Vor dem Wort steht in der Regel die bildhafte innere Prägung, denn dies ist der erste Kommunikationsweg des Gehirns. Darum entstanden erst bildhafte und erst später lautbasierte Schriften.

Setzen Sie sich bequem hin. Ihr Aufenthaltsort sollte ruhig sein, so-dass Sie ungestört bleiben. Fragen Sie sich: Was belastet mich? Was macht mir Stress? Die Antwort kann ein Ereignis sein (mein Chef hat mich gerügt) oder direkt ein Gefühl (ich fühle mich beschämt, wütend, verängstigt, beleidigt etc.). Nehmen Sie sich einen Zettel und notieren Sie sich, was gerade im Vordergrund steht. Das kann z. B. so aussehen:

> Ereignis: Streit mit der Kollegin
> Gefühl: Hilflosigkeit

Woher kennen Sie dieses Gefühl? Diese Frage führt Sie in die Nähe des Ursprungs. Ergänzen Sie Ihren Zettel um die auftauchende Erinnerung. Haben Sie eventuell sogar eine bildhafte Erinnerung? Dann können Sie im zweiten Schritt mit diesem Bild arbeiten.

> Ereignis: Streit mit der Kollegin
> Gefühl: Hilflosigkeit
> !!! Mutter hat mir Dinge vorgeworfen, die
> ich nie getan habe!!!

Wenn keine Erinnerung auftaucht, macht das nichts. Sie können auch einfach das aktuelle Gefühl als solches bearbeiten. Mit der Zeit, wenn Sie bereit sind, wird Ihr Unterbewusstsein Ihnen die tiefer liegenden Informationen bereitstellen. Die erste Übung der Herzbrücke dient nun dazu, den Stress zu lösen und eine tiefe Entspannung herbeizuführen. Dies harmonisiert die HHN-Achse.

HHN-Achse harmonisieren

Wir besitzen zwei getrennte Schutzsysteme, die unser Überleben sichern sollen. Das erste ist unser Immunsystem, das uns vor den inneren Feinden (Krankheitserreger, entartete Zellen) schützt. Das zweite dient zum Schutz gegen äußere Gefahren. Dies nennt sich die HHN-Achse (Hypothalamus-Hypophysen-Nebennieren-Achse); hier werden die Stresshormone auf den Weg gebracht. Wenn keine Gefahr droht, ist sie inaktiv. Ist sie jedoch aktiviert, bedeutet dies die ständige Produktion von Stresshormonen, durch die die Erneuerung unserer Zellen behindert wird.

Damit ein ständiges Zellwachstum stattfinden kann, ist es wichtig, dass der Flucht- und Kampfmechanismus, der von der HHN-Achse aus organisiert wird, ausgeschaltet ist. Das Zellwachstum ist von immenser Bedeutung, da täglich eine große Anzahl schadhaft gewordener Zellen in uns abstirbt oder aussortiert wird.

Übung zur Harmonisierung der HHN-Achse

Setzen Sie sich bequem hin und formen Sie mit beiden Händen die Mukula-Mudra (siehe S. 89f.). Halten Sie die Spitzen der Finger etwa 2 Zentimeter vom Körper entfernt rechts und links über folgende Punkte: etwa eine Handlänge von der Schultermitte in Richtung Brustwarze (siehe Abb. S. 122); dort befindet sich eine empfindliche Stelle, oft etwas weicher im Gewebe. Die Ellenbogen sollten etwas vom Körper entfernt sein.

Atmen Sie tief und gleichmäßig und formulieren Sie einen Heilsatz wie folgt: »Ich bin jetzt in Sicherheit. Licht und Liebe durchströmen mich.« Wenn Sie Gott um Unterstützung bitten möchten, können Sie auch wie folgt formulieren: »Gottes Liebe durchströmt mich. Sein/Ihr Licht erfüllt mich ganz und gar. Ich bin jetzt in Sicherheit und beschützt.« Finden Sie Ihre eigene Formulierung, wenn Ihnen meine Vorschläge nicht

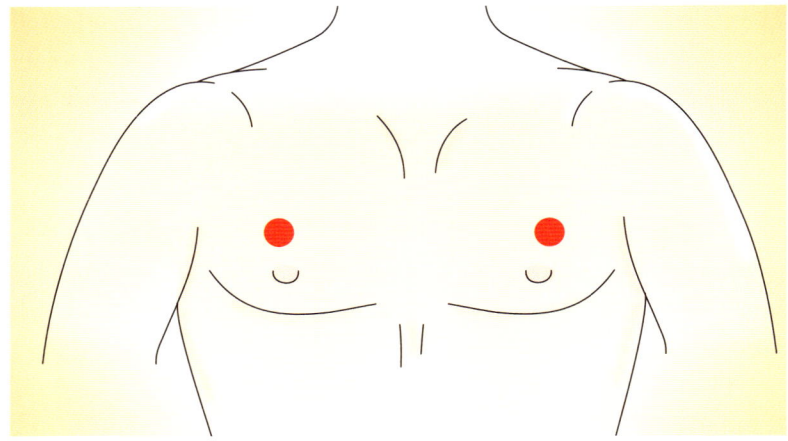

behagen. Wichtig sind nur die Begriffe »Sicherheit« und »Licht«. Diese geben die Signale, den Kampf und damit die Stresshormonproduktion zu beenden. Das Licht nährt die Zellkraftwerke.

Stellen Sie sich dabei vor, wie Sie von Licht erfüllt werden. Bleiben Sie mindestens 5 Minuten so in der Ruhe oder so lange, bis Sie eine deutliche Entspannung und eine natürliche Vertiefung Ihres Atems wahrnehmen.

Die Herzbrücke-Technik

Wenn Sie die HHN-Achse harmonisiert haben, können Sie nun die Herzbrücke einsetzen. Zu Beginn formulieren Sie, welches Thema Sie heilen möchten. Für unser obiges Beispiel ist das Thema das Gefühl von Hilflosigkeit. Der Heilsatz, den Sie formulieren könnten, würde lauten: »Ich entscheide mich für die Heilung meines Gefühls von Hilflosigkeit, das ich sehr gut kenne. Alle Ursachen der Hilflosigkeit in meiner Seele und meinen Zellen heilen ebenfalls. Licht und Liebe durchströmen mich vollständig. Ich sehe und fühle mich vollkommen gesund, selbstbewusst und lebensbejahend.« Weitere Beispiele für andere Themen würden lauten: »Ich entscheide mich für die Heilung meiner Lendenwirbelsäule und aller Schmerzen, die damit einhergehen. Alle Ursachen in meiner Seele und meinen Zellen heilen ebenfalls. Licht und Liebe durchströmen mich vollständig, ich sehe und fühle mich vollkommen gesund und beweglich.« Oder: »Ich entscheide mich jetzt für die Heilung der Trauer in mir. Alle Ursachen in meiner Seele und meinen Zellen heilen ebenfalls. Licht und Liebe durchströmen mich vollständig, ich sehe und fühle mich vollkommen gesund, fröhlich und lebensbejahend.«

Wichtig an den Formulierungen sind folgende Teile: »Ich entscheide mich für die Heilung … (Thema konkret benennen)«. Mit diesem Satz übernehmen Sie die Verantwortung für Ihre eigene Heilung. Das ist elementar wichtig. Nicht der Arzt, der Ihnen die Medikamente verordnet, ist verantwortlich, nein, Sie selbst entscheiden, ob Sie heil sein wollen. Darum steht dieser Satz ganz zu Beginn.

Benennen Sie das Thema, um das es geht, so konkret wie möglich. Eventuell teilen Sie es in Einzelbehandlungen auf die Symptome bezogen auf. Dies gilt beispielsweise für Migräne und Fibromyalgie. Beginnen Sie mit dem Symptom, das aktuell am stärksten präsent ist: »Ich entscheide mich für die Heilung des Schmerzes hinter dem linken Auge, der den Beginn einer Migräne anzeigt.« Oder: »Ich entscheide mich für die Heilung der Schmerzen in meinen rechten Wadenmuskeln.« Der Rest des Heilsatzes wird wie in den Beispielen oben aufgebaut.

Die Handhaltungen

Nehmen Sie dann die folgenden Handhaltungen ein: Ihre linke Hand formt die Mukula-Mudra (siehe S. 89f.). Diese halten Sie mit 2 bis 3 Zentimeter Abstand vor Ihr Herzchakra, also vor die Mitte der Brust. Legen Sie anschließend den Daumen und den Ringfinger der rechten Hand an die Nasenwurzel. Den Mittelfinger strecken Sie und legen ihn in Verlängerung der Nasenlinie an Ihren Haaransatz. Zeigefinger und kleiner Finger bleiben locker gestreckt oder werden sanft eingebeugt.

Stellen Sie sich nun zuerst vor, wie (göttliches) Licht Ihren ganzen Körper erfüllt und auch Ihre Zellen vollständig durchdringt. Visualisieren Sie dann ein Bild von sich selbst, in dem Sie sich absolut gesund und lebensfroh wahrnehmen. Lassen Sie Gefühle der Freude, des Glücks und des Friedens in sich aufsteigen. Atmen Sie während der ganzen Übung ruhig und entspannt. Achten Sie darauf, dass Ihre Atmung nicht nur im Brustraum bleibt, sondern bis tief in den Bauch hinein gelangt.

Bleiben Sie mindestens 10 Minuten in dieser Haltung. Wenn nötig, können Sie Ihre Arme auf einem Tisch abstützen oder sich ein dickes Kissen auf den Schoß legen. Lösen Sie die Haltung anschließend langsam auf. Atmen Sie tief ein und aus. Dehnen und strecken Sie sich oder klopfen Sie Ihren Körper mit flachen Händen von oben bis unten ab, um wieder ganz im Hier und Jetzt anzukommen.

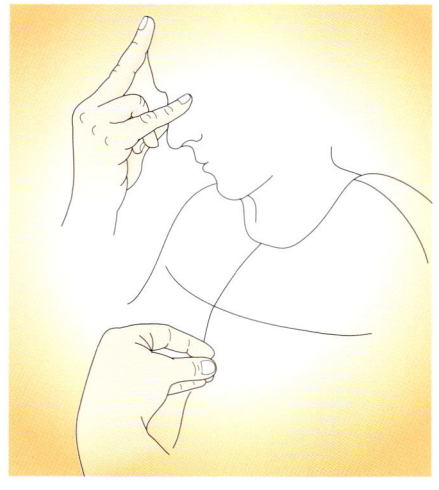

Die besten Ergebnisse erzielen Sie, wenn Sie diesem Übungskomplex (HHN-Achse + Herzbrücke) 3-mal täglich etwa 15 Minuten widmen.

Manchem fällt es besonders zu Anfang schwer, sich positive innere Bilder zu machen. Wenn Ihnen dies nicht gleich gelingt – etwa bei einem bestimmten Thema –, wiederholen Sie in Gedanken immer wieder diesen Teil Ihres Heilsatzes: »Licht und Liebe durchströmen mich vollständig. Ich sehe und fühle mich vollkommen gesund, selbstbewusst und lebensbejahend.«

Variationen der Sätze

Es kann für Sie nützlich sein zu wissen, welche Sinne Sie bevorzugt einsetzen. Sätze wie »Das sehe ich aber anders« oder »Mach dir doch mal ein Bild davon« deuten auf einen Schwerpunkt im visuellen Bereich hin. »Darauf kann ich mir keinen Reim machen«, »Das klingt für mich aber ganz schräg« sind Anzeichen für eine eher auditiv ausgerichtete Wahrnehmung. »Das fühlt sich für mich aber gar nicht gut an«, »Das begreife ich nicht« sind Hinweise auf einen Menschen, der seine Welt eher haptisch wahrnimmt.

Dieses Wissen können Sie in Ihren Heilsatz einbauen, beispielsweise so: »Ich entscheide mich jetzt für die Heilung der Wut auf meinen Ex-Ehemann. Alle Verletzungen meiner Seele bis hinein in die Zellen heilen ebenfalls. Licht und Liebe durchströmen mich vollständig, ich sehe/höre/fühle mich in Frieden mit mir und mit ihm. Alles ist vergeben.«

»Vergeben« ist ein wichtiges Stichwort. Für eine allumfassende Heilung ist Vergebung von entscheidender Bedeutung. Wenn Sie einen Groll gegen andere oder sich selbst hegen oder von Schuldgefühlen geplagt werden, sind dies die ersten beiden Themen, denen Sie sich widmen sollten: »Ich entscheide mich jetzt für die Heilung der Schuldgefühle in mir und für die Heilung aller ihrer Ursachen in meinen Zellen und meiner Seele. Ich vergebe mir selbst (so wie Gott mir längst vergeben hat) alle meine Schuld. Licht und Liebe durchströmen mich vollständig und erfüllen mich mit Frieden.« Ähnlich lautet der Satz, wenn Sie Groll gegen einen anderen Menschen hegen: »Ich entscheide mich für die Heilung meines Grolls gegen … Ich vergebe ihm/ihr von ganzem Herzen. Der Schmerz in meiner Seele heilt jetzt durch das Licht und die Liebe, die mich voll und ganz erfüllen.« Der Groll in Ihnen kümmert in der Regel den anderen nicht. Er schadet aber Ihnen selbst, denn er verändert Ihre Biochemie und die Art und Weise, wie sich Ihr Körper auf physikalischer Ebene verhält. Üben Sie sich in Liebe und Vergebung. Vergeben Sie Ihrem Körper die Schmerzen, die er Ihnen bereitet. Vergeben Sie sich selbst den Groll, den Sie deswegen gegen Ihren Körper hegen.

Jeder Tag ist eine Überraschung

Sie werden vielleicht feststellen, dass die Arbeit mit der Herzbrücke Ihnen neue Wege aufzeigt, die Sie bisher noch gar nicht in Betracht gezogen haben, ja, die Ihnen überhaupt nicht in den Sinn gekommen sind. Das Leben ist eines der überraschendsten! Darum beginne ich jeden Tag mit dem Satz: »Ich begrüße diesen Tag mit all seinen Wundern, Geschenken und Schönheiten und danke dafür.« Welche Überraschung der Tag auch für mich bereithalten mag – mein Fokus liegt auf den guten Dingen. Ich kann Ihnen nur sagen: Das hilft ungemein und macht das Leben viel leichter! Wenn Sie mögen, können Sie die Herzbrücke mit einer der anderen Mudras kombinieren. Wenn Sie viel Stress haben, können Sie zuerst eine der Körper-Mudras (siehe S. 83f.) durchführen und im Anschluss daran die Gefühle behandeln, die der Stress und seine Folgen in Ihnen auslösen. Dazu passt die Herzbrücke dann ideal.

Und nun fangen Sie an. Heilen Sie sich selbst mit Mudras. Ich wünsche Ihnen das Allerbeste dabei!

Ein Beispiel aus der Praxis

Eine meiner Klientinnen fühlte sich in ihrer beruflichen Situation gefangen. Seit 30 Jahren arbeitete sie in einem Großunternehmen. in den ersten Jahren hatte es ihr auch viel Spaß gemacht. Mit zunehmendem Alter hat sich jedoch ihre Sichtweise auf das Leben verändert. Sie wollte gern etwas anderes. Sinnvolleres tun. Sie begann privat mit einigen Fortbildungen. fühlte sich dabei aber immer mehr von einer starken Traurigkeit erfüllt. da es ihr finanziell nicht möglich war. aus ihrem Beruf auszuscheiden.

Sie wählte folgenden Heilsatz: »Ich entscheide mich jetzt für die Heilung meines Gefühls. eingesperrt zu sein in meinen Lebensumständen. Alle inneren Ursachen in meiner Seele und meinen Zellen heilen jetzt ebenfalls. Licht und Liebe durchströmen mich vollständig. ich sehe und fühle mich fröhlich und lebensbejahend meine neue. sinnvolle Arbeit tun.« Meine Klientin berichtete: »Zuerst war da Frustration und Wut. Während der Behandlung mit der Herzbrücke lösten sich diese Gefühle auf. und das eigentliche Gefühl trat zum Vorschein. eine tiefe Traurigkeit über meine momentane Situation. Ich blieb in der Haltung der Herzbrücke und ließ die Tränen zu. Es dauerte nur wenige Minuten. dann verlor die Traurigkeit an Kraft. Die Tränen versiegten. und ich fühlte mich gestärkt.« Da sie diese Behandlung in einer Arbeitspause machte. konnte sie nicht so lange in der Position verweilen. um gleich alles aufzulösen. Sie hat sich zu Hause noch einmal in die Haltung der Herzbrücke begeben und damit die Traurigkeit geheilt. Sie schaut nun geduldiger in die Zukunft. hat für sich erkannt. dass es sinnvoll ist. an neuen Zielen festzuhalten. ohne sie jedoch zu forcieren. Nun kann sie ihren Ausstieg aus dem alten Beruf langsam vorbereiten und sich eine neue wirtschaftliche Sicherheit aufbauen.

Literaturempfehlungen und Quellen

Bieger, W. P.: *NeuroStress Guide*. 2011

Hay, Louise L.: *Heile deinen Körper*. Kamphausen 2009

Lipton, Bruce: *Biology of Beliefs*. Mountain of Love 2005

Lupien, S. J., McEwen, B. S., Gunnar, M. R., & Heim, C.: »Effects of stress throughout the lifespan on the brain, behaviour and cognition.« *Nature Reviews Neuroscience*, 10, 434–445. 2009

McEwen, B. S., & Gianaros, P. J.: »Central role of the brain in stress and adaptation: Links to socioeconomic status, health, and disease.« *Annals of the New York Academy of Science*, 1186, 190–222. 2010

Mesko, Sabrina: *Heilende Mudras*. Goldmann 2001

Ramm-Bonwitt, Ingrid: *Mudras – Geheimsprache der Yogis*. Bauer 1988

Shonkoff, J. P., Boyce, W. T., & McEwen, B. S.: »Neuroscience, molecular biology, and the childhood roots of health disparities: building a new framework for health promotion and disease prevention.« *Jama* 301.21: 2252–2259. 2009

da Silva, Kim: *Gesundheit in unseren Händen*. Knaur 2000

Tiller, William A.: *Conscious acts of creation*. Pavior Publishing 2001

Wheeler, J. A.: *A life in physics*. 1998